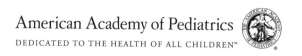

American Academy of Pediatrics
DEDICATED TO THE HEALTH OF ALL CHILDREN™

美国儿科学会
宝宝生病了怎么办

My Child Is Sick!

〔美〕巴顿·施密特　著

崔玉涛　主审

欧　茜　译

U0240010

北京科学技术出版社

著作权合同登记号 图字：01-2016-1809 号

图书在版编目（CIP）数据

美国儿科学会：宝宝生病了怎么办 /（美）巴顿·施密特著；欧茜译 . — 北京 ：北京科学技术出版社，2017.10

书名原文：My Child Is Sick！

ISBN 978-7-5304-9145-4

Ⅰ . ①美… Ⅱ . ①巴… ②欧… Ⅲ . ①小儿疾病—防治 Ⅳ . ① R72

中国版本图书馆 CIP 数据核字（2017）第 166766 号

美国儿科学会：宝宝生病了怎么办

著　　者：〔美〕巴顿·施密特	译　　者：欧 茜
策划编辑：赵美蓉	责任编辑：赵美蓉
责任校对：贾 荣	封面设计：MXK DESIGN STUDIO
责任印制：李 茗	图文设计：夂 同
出 版 人：曾庆宇	出版发行：北京科学技术出版社
社　　址：北京西直门南大街 16 号	邮政编码：100035
电话传真：0086-10-66135495（总编室）	0086-10-66113227（发行部）
0086-10-66161952（发行部传真）	
电子信箱：bjkj@bjkjpress.com	网　　址：www.bkydw.cn
经　　销：新华书店	印　　刷：三河市国新印装有限公司
开　　本：880mm×1230mm　1/32	字　　数：200 千字
印　　张：8.5	版　　次：2017 年 10 月第 1 版
印　　次：2017 年 10 月第 1 次印刷	
ISBN 978-7-5304-9145-4/R · 2347	

定　　价：49.80 元

京科版图书，版权所有，侵权必究。
京科版图书，印装差错，负责退换。

推荐序

美国儿科学会是全球备受尊敬的儿科专业团体，同时还致力于儿童养育和儿童健康教育，拥有全美最优秀的儿科医生。这些医生具有儿科领域最前沿的研究水平和最丰富的临床及养育的实践经验。近年来，美国儿科学会已经成为中国儿科医生和父母信赖的专业品牌。越来越多的人乐于向美国儿科学会寻求建议和信息。

如何照顾生病的孩子？《美国儿科学会：宝宝生病了怎么办》是给父母提供的快速参考指南。可以帮助父母确定什么时候需要去医院，什么时候在家护理以及如何护理孩子，同时帮助辨别哪些症状是康复过程中的正常现象，哪些需要引起关注。书中科学完整的家庭护理建议，会让家长理解专业儿科医生的建议，会让孩子得到更合理的照顾。

《美国儿科学会：宝宝生病了怎么办》是美国儿科学会的巴顿·施密特博士根据临床指南创作而成。这个指南基于 15 年以上、超过 1.5 亿次的电话测试，超过 10 000 次实践以及 400 多位护士的建议，在美国和加拿大已经得到大量儿科医生、护士和家长的认可并使用。

从医 31 年，我自己也诊断、治疗和关照过上万个孩子。每当孩子生病时，父母们都想做到最好，寻找到最佳治疗方案和方法，但并不意味着每次生病都要去看医生或急诊；即使看过医生，父母也应该知道如何配合医生，知道在家什么时候该做什么样的事情，这点非常重要。

无论是医务人员、育儿工作者、新手或较有经验的父母，不妨看一看这本书，会解除孩子生病时的一些担忧！

崔玉涛

前言

　　虽然绝大多数时候孩子们都健健康康，吃得也好，睡得也香，但也许有一天，孩子突然就毫无征兆地生病或受伤了。这让作为家长的你手足无措。立即致电孩子的医生？还是应该去看急诊？能在家里进行治疗吗？还有什么好建议可以缓解孩子的症状呢？

　　你的种种疑问，正是这本书可以解决的问题。

　　这本书有两个作用：第一，帮助你判断孩子的病情，清楚什么时候需要致电医生；第二，帮助你在家安全有效地治疗和照顾孩子。

　　本书包含如下内容：

- 对于儿童常见疾病或症状，还有受伤的情况，本书都给出了指导，免除你去浩瀚无尽的医学世界里搜寻之累。

- 什么情况需要致电孩子的医生？什么情况可以在家治疗？如何做决定？这些都在书里有详细说明。它会告诉家长哪些是疾病发展的正常症状，受伤恢复正常过程是怎样的，同时还明确指出哪些症状需要引起关注，而且有确切的时间限制，出现多久需要致电给医生。孩子生病时，你甚至不一定需要致电医生，有大约一半情况，你完全可以在家安全有效地照顾和治疗你的孩子。

- 针对每种症状都有详细、具体的家庭护理方法。让你不需要去猜测怎么样做才会让孩子觉得更舒服。这些护理方法与致电医生、护士和儿科诊所后获得的建议是一致的。

- 常用非处方药品的使用方法和剂量。

- 增加信心，让你应付一般状况时更加得心应手。

最后，家长是孩子医疗健康团队中最重要的一员。 要相信父母的本能，你的本能是孩子健康的特殊守护神。 永远不要低估自己的常识和潜力，多多学习和了解常见疾病及伤害的处理。本书可以帮助你给生病的孩子最好的照顾。

本书使用说明

根据孩子的症状，挑选最合适的一章

- 如果孩子有多个症状，首先要解决最突出最严重的那一个。例如，鼻子出血和头部受伤，应该参考第二章头部外伤，因为最严重的症状就是最有可能给孩子带来伤害的症状。如果你不确定该选哪一章，可以参考多章。
- 第四十九章，发热只适用于只有发热而没有其他症状的情况。如果孩子发热同时伴有咳嗽、腹泻或其他症状，先参考其他症状的章节。
- 本书每一章都对应一个症状，为家长提供最佳的建议和信息。请根据孩子的症状，选择合适的章节。

阅读章节内容

每一章都包含了三部分内容：定义，什么时候致电医生和家庭护理建议。

1. 定义

阅读的定义部分，找到合适的那一章，这是一个非常好的方法，可以确定该章内容是否适合你的孩子。如果不适合，可以根据这里列出的相应症状，再去寻找合适的章节——"参考更多合适的主题（如果不是这个）。"

2. 什么时候致电医生

定义之后，会有一个决策思维导图。这一部分内容会明确告诉你遇到情况该采取什么行动，是马上致电孩子的医生，是拨打急救电话120，是在24小时之内致电医生，还是可以在家观察照顾? 每一种选择,下面都列出了相应症状和原因,要仔细阅读。从上到下每一行都要认真看,不要跳过任何症状或原因。这样做,其实就是在帮助你判断孩子的病情或伤害是否严重。如果孩子出现任何一项紧急症状需要拨打急救电话(现在拨打 120) 或其他症状需要立即致电医生,请停止阅读后面的内容,建议立即采取上面的行动建议。如果根据孩子的症状,给出的建议是 24 小时内或工作时间致电医生,需要参考家庭护理建议部分,这部分内容可以指导你安全有效地在家护理孩子。

什么时候致电医生: 父母行动

- 编写这本书的一个目的就是帮助家长判断孩子的病情。然后家长根据自己的判断采取相应的行动。 阅读"什么时候致电医生"这部分内容的时候,需要结合家长们的常识,在下面列出的 5 种"致电医生"类别中为自己的孩子选择合适的行动。

拨打 120 (你的孩子可能需要救护车)

- 定义:孩子处于危及生命的紧急状况中。
- 行动:立即拨打 120 或其他已知的急救电话。

立即致电医生(无论白天还是晚上)

- 定义:孩子出现紧急状况,但不是致命的威胁。
- 行动:立刻致电医生。如果不能在 1 小时内跟医生取得联系,建议开车带孩子去最近的急诊室。如果孩子没有家庭医生,立即去最近的急诊室。

24 小时内致电医生(请在上午 9 点到下午 4 点这段时间打)

- 定义:孩子可能患有非紧急性疾病,需要看医生做化验或开处方药,但可以安全地等待 24 小时。
- 行动:在工作时间,可以立即打电话。不在工作时间的话,那就等医生上班之后再打电话。如果 24 小时内诊所也不开门,可以先致电医生，预约这周内任何一个工作日去看医生。如果孩子没有指定的儿科医生，那就在 24 小时内带孩子去看急诊。

工作日上班时间致电医生

- 定义：孩子出现的症状不是很紧急或病情持续时间比预期长（如持续咳嗽、局部皮疹），而且通常没有并发症的风险，孩子需要看医生，但是可以安全地等几天或者是过完周末、假日。
- 行动：在上班时间，可以立即致电医生。或者，等到周一到周五的工作时间再打电话（不包括周末和节假日）。如果你还没有儿科医生，那就尽快选定一个，再预约 3 天之内的会面。

建议在家自行护理

- 定义：孩子病情并不严重，通常都是自限性疾病。
- 行动：通过适当的家庭护理，孩子可以康复。请遵循书中列出的家庭护理建议。除非孩子的情况恶化或孩子看起来很不舒服，家长不放心，否则不需要致电医生。

3. 家庭护理建议

- 孩子没有出现需要致电医生的症状，遵循每一章最后列出的家庭护理建议，好好在家照顾孩子。但是需要仔细观察，注意孩子病情是否恶化或出现新症状。如果孩子病情恶化，而且你也很担心，建议立即致电医生。

如何致电儿科医生

致电前，请做好以下准备工作（急救电话除外）

- 描述孩子的主要症状以及开始时间。
- 如果孩子不舒服，请给孩子测量体温。
- 打电话时，让孩子待在身边，以备检查。
- 如果孩子患有慢性疾病，一定要记得告诉医生。永远不要想当然地以为医生已经知道这些情况。
- 记录下孩子服用过的所有药品。
- 药店电话。
- 把疑问写在纸上。
- 准备好纸和笔，记录医生指导。

电话小技巧，助你顺利联系医生

- 紧急状况（如，致命的呼吸问题）请拨打急救电话120（美国911）。
- 紧急情况要直接说明"这是紧急情况！"以免接线员忽视。
- 使用可靠的电话网络。理想情况是使用固定电话或信号好的手机。行车途中，请找一个信号好的位置停好车后再打电话。
- 如果上班时间手机设置了屏蔽外来电话，请在下班后开启，关闭免接听陌生电话的功能，以确保能顺利接到医生回访电话。
- 如果孩子生病需要看医生，最好在早上致电医生预约。
- 如果是常规问题，可以在当天晚些时候打给医生。
- 如果工作人员繁忙，只能留言，别忘了询问何时方便再次致电。
- 等候医生回访电话时，保持开机，手机尽量随身携带。
- 如果超过预期30分钟后还没有接到医生的回访电话，请再次致电，并明确告知接听者，这已经是第二次打电话了。

目录

第一部分
头部或脑部症状

第一章

哭闹

定义

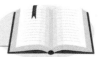

- 3 个月以上的宝宝难以安抚地哭闹、烦躁不安、易怒。
- 宝宝小，无法把他哭闹的原因告诉大人。
- 除了哭，没有其他的表现。
- 如果宝宝是因为疾病或身体不适而哭闹，请参考相应的章节，而不是这一章。

原因

- 排除饥饿因素。对于 3 个月以上的宝宝，父母应该能够分辨出宝宝是不是肚子饿。
- **主要原因**：某种疾病的先兆。
- **其他常见原因**：过度疲劳、紧张、生气或分离焦虑。宝宝哭闹，很多时候与睡眠问题有关。

疼痛是宝宝烦躁易怒、哭闹可能原因之一。难以安抚的哭闹有可能就是小宝宝中耳炎或阑尾炎的唯一症状。疼痛的原因包括：耳部疾病、感冒鼻塞、喉咙发炎、口腔溃疡、尿布疹、便秘等。出牙一般不会引起疼痛或哭泣。

如果想了解其他相关主题，请参考以下章节

- 发热请参考第四十九章，或其他疾病症状例如腹泻、便秘，请参考相关章节。
- 外伤引起的疼痛（根据受伤确切部位，参考相应章节）。

什么时候致电医生

需要立即拨打急救电话 120 的情况（孩子可能需要救护车）
- 孩子不动了，或者非常虚弱。

需要立即致电医生的情况
- 孩子看起来很不舒服，萎靡不振。
- 脖子强直或囟门隆起。
- 可能受了外伤，尤其是头部外伤或骨折。
- 急躁易怒，爱尖叫，持续超过 1 小时。
- 担心有人伤害宝宝或宝宝有被过分摇晃的情形。
- 家长想办法安抚宝宝，采取措施 2 小时后，还是没有效果。
- 孩子哭闹影响到睡眠，超过 2 小时。

需要 24 小时内致电医生的情况
- 家长感到担心，认为孩子需要去看医生。
- 怀疑疼痛导致孩子哭闹（如耳朵疼痛）。

需要工作时间致电医生的情况
- 家长有其他疑问或担忧。
- 不哭闹时很正常，持续超过 2 天。
- 长期过度哭闹。

家庭护理建议

安抚孩子，缓解哭闹
1. 放宽心
  生病或者疲惫时，大多数宝宝都会变得有些急躁和易怒。哭闹说明孩子有些不舒服。如果安慰他，他就不哭了，说明问题不严重。

2. 安抚

抱一抱、轻轻摇一摇、充满爱意地抚摸他，都是安抚宝宝的小绝招。

3. 睡眠

如果宝宝累了，那就安排他睡觉。如果宝宝需要抱着睡，家长记得保持水平抱姿态，或躺在宝宝的身边。有些极度疲劳的宝宝，需要通过哭闹来发泄，然后才能让自己睡着。

4. 减少衣物

给宝宝穿少点，尽量穿宽松舒适的衣物，避免过紧。注意查看裸露在外的皮肤，是否有发红或肿胀（例如：昆虫叮咬）。

5. 停服可疑的药物

- 如果孩子正在服用感冒药，请立即停止。哭闹应该在停药 4 小时内停止。
- 某些抗组胺药（如苯海拉明）会导致部分宝宝尖叫和易怒。
- 伪麻黄碱可以导致身体抖动和哭泣。

6. 预期康复过程

疾病导致宝宝哭闹，这个问题会随着疾病的痊愈而得到解决。压力或变化（宝宝新的看护者）导致的哭闹，大多数情况下持续不会超过 1 周。

7. 如果出现以下任一状况，请致电医生

- 连续哭闹超过 2 小时。
- 断断续续地哭闹超过 2 天。
- 宝宝病情恶化。

谨记：如果孩子出现上述"致电医生"症状中的任意一项，就请致电医生。

第二章
头部外伤

定义

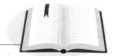

- 宝宝头部遭受外伤。

受伤类型

1. 头皮外伤

宝宝成长过程中，头部受些小外伤再常见不过，尤其是在宝宝学习走路的阶段。大多数时候，头部外伤都是些小伤，例如划伤、擦伤、瘀青。宝宝的头皮血液供应丰富，所以即使伤得不重，宝宝的头皮也可能会肿一个大大的包。同样的缘故，宝宝头部即使破了一个小小的伤口，也可能出很多血。此外，有时撞伤额头，却在1~3天后出现黑眼圈。这并不奇怪，因为重力作用会导致瘀青中血液向下流。

2. 颅骨骨折

宝宝头部外伤导致颅骨骨折的比例很小，只有1%~2%。大多数颅骨骨折，都不会损伤大脑，而且很容易完全康复。头部被击中的地方除了疼痛外，通常没有其他症状。

3. 脑震荡

最常见的脑震荡表现就是宝宝出现暂时性的行为混乱或记忆损伤，其他症状还包括头痛、呕吐、头晕、行为异常和意识丧失。脑震荡时，意识丧失并不是百分之百会出现。有些孩子还会有其他表现，比如轻微的头痛、头晕、思维困难、学习问题或情绪改变等，可持续几周。

4. 脑外伤

这是比较少见的严重状况。家长可以通过密切观察识别，如果宝宝出现下述任何症状，就需要警惕脑外伤。

- 嗜睡或一直不睡。
- 思维和语言混乱。
- 口齿不清。
- 四肢无力。
- 步态不稳。

什么时候致电医生

需要拨打急救电话 120 的情况（孩子可能需要救护车）

- 惊厥发作。
- 意识丧失超过 1 分钟。
- 脖子不能正常活动（注意：要保护固定好宝宝颈部，不要擅自搬动以免加重损伤）。
- 嗜睡。
- 思维混乱、口齿不清、走路不稳或四肢无力。
- 难以控制的严重出血。

需要立即致电医生的情况

- 家长觉得宝宝伤势严重。
- 宝宝小于 1 周岁。
- 脖子疼痛。
- 出现过意识丧失，但不到 1 分钟。
- 思维混乱、口齿不清、走路不稳或四肢无力，过了一会儿又好了。
- 视力模糊超过 5 分钟。
- 皮肤撕裂，可能需要缝合。

- 大量出血，按压 10 分钟后没能止住。
- 头上出现了直径大于 2.5 厘米的大包。
- 头骨上有明显的凹陷。
- 头部受高速冲击(如车祸)或硬物撞击(如高尔夫球)。
- 从危险的高处摔下来，导致头部损伤(如小于 2 岁的孩子从高于 1 米的地方摔下来，或年龄大于 2 岁的孩子从高于 1.5 米的地方摔下来)。
- 头部损伤 72 小时内呕吐超过 2 次。
- 宝宝不哭，但有疑为脑脊液的液体从鼻子或耳朵处流出来。
- 严重头痛或哭闹。
- 不记得发生的事情。

需要在 24 小时内致电医生的情况

- 家长认为孩子需要看医生。
- 头痛持续超过 3 天。

需要工作时间致电医生的情况

- 家长有其他任何问题或担忧。
- 如果伤口不干净，5 年内无破伤风疫苗接种记录，需要接种破伤风疫苗。如果伤口干净，但 10 年内无破伤风疫苗接种记录者，需要接种疫苗。

可以在家自行护理的情况

- 轻微的头部损伤，而且家长判断不需要去看医生。

家庭护理建议

1.伤口护理

如果有擦伤或伤口，可以用肥皂和清水冲洗，然后用消毒纱布按压

10 分钟止血。

2. 局部冷敷

- 头上起包，可以湿毛巾裹着冰袋冷敷 20 分钟。这样做既可以防止肿包肿大成鹅蛋状，又可以减轻疼痛。
- 密切观察：受伤后最初的 2 小时，一定要保持密切观察。
- 鼓励宝宝躺下来休息，直到所有症状消失（注意：轻微的头痛、头晕、恶心比较常见）。

3. 睡眠

- 如果宝宝想睡觉，就让他睡，但是家长必须守在他身边。
- 2 小时后叫醒宝宝，检查他走路和说话是否正常。

4. 饮食

受伤后的最初 2 小时内只能吃流质饮食，以防宝宝呕吐。2 小时后，可以正常饮食。

5. 使用止痛药

- 如果需要，可以给宝宝吃对乙酰氨基酚（如泰诺林）或布洛芬（如艾德维尔）缓解疼痛（使用剂量见附录表 A 和表 E）。
- 特例：发生损伤后 2 小时，没有任何呕吐才可以服药。
- 因其会增加出血的风险，受伤后不要服用阿司匹林。

6. 在夜间采取特别预防措施：

- 受伤后的最初两天，夜里要陪着宝宝睡以便观察。
- 只有这样，你才可以在出现复杂情况时及时识别及时处理。如果有异常情况，宝宝会首先表现出严重的头痛、呕吐、困惑或其他行为的变化。
- 如果不确定宝宝到底是睡着了还是陷入昏迷，你可以唤醒宝宝，检查他走路和说话能力。
- 48 小时后，恢复正常作息。

7. 预期的过程

大多数时候，磕碰到头仅仅会引起头皮损伤而不会伤及大脑。受伤部位的疼痛一般会持续 2~3 天，而头皮的肿胀，可能需要 1 个星期才能消退。

8. 如果出现以下任一状况，请致电你的医生

- 疼痛或哭闹变得严重。
- 发生 2 次以上的呕吐。
- 宝宝很难被唤醒或意识混乱。
- 出现语言、走路困难。
- 孩子情况变得更差。

> 谨记：如果孩子出现任何上述"致电医生"症状中的一项，请致电医生。

第三章

头痛

定义

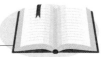

- 头皮或前额的疼痛或不适，不包括耳朵和眼睛的疼痛不适。

原因

1. **病毒感染性疾病**

多数头痛是由诸如感冒这类病毒感染性疾病导致的，通常只会持续几天。

2. **肌肉紧张性头痛**

最常见的类型为反复发作的头痛。感觉头周紧张度增高，颈部肌肉也会感觉疼痛和紧张。而诸如阅读或使用电脑这类长时间保持同一个姿势的活动，会导致肌肉紧张，从而引起头痛。

3. **偏头痛**

严重的周期性头痛。

4. **其他常见原因**

饥饿、运动、暴晒。

5. **额窦炎**

额窦炎的疼痛部位主要在脸部而不是头部，一般在眉毛上面的前额部位。因为 10 岁以下的孩子鼻窦尚不发达，所以额窦炎也比较少见。其他的副鼻窦炎引起面部疼痛，而不是头痛。

6. **严重疾病**

脑膜炎或脑炎，症状包括头痛、颈项强直、呕吐、发热和谵妄。

如果想了解其他相关主题，请参考以下章节

- 头部损伤 3 天内的头痛（请参考第二章，头部外伤）。
- 疼痛部位是眼睛周围或颧骨部位（请参考第十四章，鼻窦疼痛或堵塞）。

什么时候致电医生

需要立即拨打急救电话 120 的情况（孩子可能需要救护车）

- 很难唤醒或昏迷。
- 思维混乱，口齿不清。
- 视力模糊或看东西有重影。
- 四肢软弱无力或走路不稳。

需要立即致电医生的情况

- 孩子看起来很不舒服。
- 颈项强直（下颌碰不到胸部）。
- 严重头痛。
- 呕吐。

需要在 24 小时内致电医生的情况

- 家长认为孩子需要看医生。
- 发热。
- 额窦疼痛（不是鼻窦充血堵塞）。

需要工作时间致电医生的情况

- 家长有其他问题或担忧。
- 头痛超过 24 小时，但没有其他症状。
- 喉咙痛超过 48 小时。
- 头痛超过 3 天。

• 头痛呈慢性、反复发作的特点。

可以在家自行护理的情况
• 轻微的头痛，而且家长认为不需要看医生。

家庭护理建议

轻微头痛的家庭治疗

1. 止痛药
如果有需要，可以口服对乙酰氨基酚 (如泰诺林) 或布洛芬 (如美林)，用以缓解疼痛 (使用剂量请参考附录表 A 和表 E)。发热引起的头痛，随着热退下来也会得到缓解。

2. 饮食
很多孩子饿了一顿也会头痛。如果孩子超过 4 小时没吃东西或者肚子饿了，让他吃些东西。

3. 休息
让孩子躺下来休息，保持安静，直到觉得舒服。

4. 局部冷敷
可以用湿毛巾或冰袋冷敷额头 20 分钟。

5. 放松肌肉
做伸展运动和按摩颈部，放松颈部紧张的肌肉。

6. 如果出现以下任一情况，请致电医生
• 头痛加重。
• 出现呕吐。
• 只有头痛而无其他症状，持续超过 24 小时。
• 头痛持续超过 3 天。
• 孩子的情况在恶化。

7. 针对紧张性头痛的特别建议

- 如果孩子碰到什么忧心事，家长要与孩子一起讨论，开导孩子，帮助其摆脱烦恼。
- 要教育孩子在参加任何需要高度集中精神的活动之后，要好好休息，鼓励孩子多做放松练习。
- 告诉孩子充足睡眠的重要性。
- 如果是学习压力过大导致孩子头痛，帮助孩子释放压力，寻找平衡。
- 警告：在判定孩子是由于压力导致的头痛之前，应该给孩子安排一套全面体检，排除其他原因。

偏头痛的治疗

1. 安慰

这种头痛与孩子以前经历过的偏头痛相类似。

2. 治疗偏头痛的药品

- 如果孩子的医生已经开了相应的药品来治疗偏头痛，可以在孩子头疼开始时给药。如果没有，可以服用布洛芬（如美林）这种非处方药来治疗偏头痛。如果有需要可再次使用布洛芬，但服药时间间隔要达到 6 小时（使用剂量参考附录表 E）。

3. 好好睡一觉

让孩子躺在安静的、昏暗的地方，尽量入睡。很多时候偏头痛的人睡一觉醒来，疼痛便消失了。

4. 如果出现下述情况，请致电医生

- 头痛变得比平时更严重。
- 头痛持续时间比平时长。

谨记：如果孩子出现任何上述"致电医生"症状中的一项，请致电医生。

第二部分

眼

第四章

眼部过敏

定义

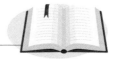

- 眼出现过敏反应。
- 眼睛痒和流泪。

症状

- 眼睛痒而经常揉眼睛。
- 经常流眼泪。
- 眼睛发红。
- 眼皮轻微肿胀。
- 没有或有很少的黏稠的分泌物。
- 不伴疼痛和发热。

可能的原因

1. 花粉类

飘浮在空气中的含有草屑、树屑、霉菌等的粉尘。

2. 宠物类

猫、狗、兔、马等的毛屑。动物性过敏原可以直接通过空气接触眼睛，也可以通过手揉眼睛而接触到眼睛。

如果想了解其他相关主题，请参考以下章节

- 鼻子痒、流鼻涕、打喷嚏[请参考第十二章，过敏性鼻炎（花粉症）]。
- 眼睛有黄色或绿色的脓性分泌物（请参考第五章，眼睛分泌物增多）。
- 不像眼睛过敏（请参考第六章，眼睛充血）

什么时候致电医生

需要 24 小时内致电医生的情况

- 家长认为孩子需要看医生。
- 眼白部分或内眼皮出现水疱。
- 眼皮肿胀，眼睛无法睁开。
- 使用抗过敏的药物 2 天后，眼睛的分泌物没有减少。

需要在工作时间致电医生的情况

- 家长有其他问题或担忧。
- 服用抗过敏药物 2 天后，眼睛还很痒。
- 眼睛过敏的诊断没有得到医生的确认。

可以在家自行护理的情况

- 轻微的眼睛过敏，家长判断孩子不需要看医生。

家庭护理建议

1. 清除脸部的过敏原

- 用湿毛巾洗脸以及眼睛周围、眼睑。
- 用少量温水冲洗眼睛（眼泪可以起到这样的作用）。
- 然后用凉的湿毛巾冷敷。
- 每天洗头，以清除藏在头发里的花粉等过敏原。

2. 口服抗组胺药物

- 鼻子痒和流鼻涕，说明孩子有可能患花粉症。
- 可以给孩子口服抗组胺药，减轻鼻子、眼睛的过敏症状。
- 通常口服抗组胺药可以控制眼部过敏症状，不需要使用滴眼液。
- 非处方药扑尔敏、苯海拉明等产品都非常有效，需要每隔 6~8 小时用药一次（使用剂量请参考附录表 B 和表 D）。

- 睡前用药对治疗鼻子过敏非常重要。
- 每天服用抗组胺药，直到花粉季节结束（每种花粉能持续存在的时间通常为 2 个月）。

3. 花粉过敏第一选择，最新的抗组胺药品（酮替芬）

- 通常口服抗组胺药物可以完全控制眼部的过敏症状。如果眼睛仍然发痒，或是用药效果不是很好，建议购买使用 OTC 的酮替芬抗组胺滴眼液。
- 用量：间隔 12 小时滴 1 滴。
- 向药剂师咨询，请他推荐产品（如 Zaditor，Alaway）。
- 严重过敏者，建议连续使用酮替芬滴眼液，每天滴用，直到花粉季节结束。

4. 花粉过敏第二选择，传统的抗组胺药物和血管收缩剂滴眼液

- 在洗去过敏原、冷敷之后，眼睛会变得舒服起来。
- 如果采取上述措施后情况没改善，可以使用缓解眼睛过敏症状的非处方滴眼液。
- 向药剂师咨询，请他推荐产品（如 Naphcon-A，Opcon-A，Visine-A）。
- 避免使用不含抗组胺药物成分的血管收缩剂滴眼液（通常名字中不含 A）（原因：这类滴眼液能缓解眼睛发红，而不是过敏）。
- 用量：按需要每 8 小时滴 1 滴。
- 由于会导致眼睛充血，所以不建议连续使用超过 5 天。
- 缺点：效果没有酮替芬滴眼液那么好。

5. 隐形眼镜

为了更快的治愈，平日佩戴隐形眼镜的孩子可能需要暂时改为佩戴框架眼镜。

6. 预期过程

如果可以明确回避过敏原（如猫），过敏症状就不会再出现。多数眼睛过敏症状会持续整个花粉季（4~8 周）。

7. **如果出现下述任一症状，请致电医生。**

- 眼睛发痒，而且连续 2 天使用抗过敏治疗都无法控制。
- 孩子病情恶化。

> 　　**谨记：如果孩子出现任何上述"致电医生"症状中的一项，请致电医生。**

第五章

眼睛分泌物增多

定义

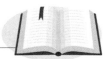

- 细菌感染所致的眼睛分泌物增多，分泌物为黄色或黄绿色。

症状

- 眼睛产生黄色或黄绿色脓性分泌物。
- 脓性分泌物干燥后糊在眼睑、睫毛上。
- 睫毛好像被粘住了一样，尤其是在睡醒后。
- 眼白可能发红也可能不红。
- 在炎症刺激下常常会出现眼睑红肿。

可能的原因

- 继发于普通感冒的眼部细菌感染。
- 因炎症刺激，眼角出现少量黄色分泌物。

何时返校

- 使用抗生素眼药水 24 小时后，如果分泌物很少，可以让孩子返校。

如果想了解其他相关主题，请参考以下章节

- 眼睛没有分泌物（请参考第六章，眼睛充血）。
- 主要症状是眼睛发痒（请参考第四章，眼部过敏）。

什么时候致电医生

需要立即致电医生的情况

- 孩子看起来很不舒服。

- 眼睑红肿。

- 视物模糊。

- 眼睛很痛。

- 角膜浑浊或有斑点（正常角膜是眼睛里非常清澈的那部分）。

- 发热超过 40.0℃，服用退热药 2 小时后，体温没有下降。

- 3 个月以内的婴幼儿发热，肛温超过 38.0℃。（注意：宝宝没有看过医生前，不能随便给退热药）。

需要 24 小时内致电医生的情况

- 退热 24 小时后又复发。

- 连续 3 天使用抗生素眼药水，眼睛仍然流脓。

- 眼睛流黄色、绿色的分泌物或脓水，但没有出现上面所描述的情况（原因：可能需要医生开处方购买抗生素眼药水）。

家庭护理建议

1. 放宽心

- 眼睛细菌性感染是常见的感冒并发症。

- 在家治疗通常需要用到抗生素眼药水，这种眼药水需要医生处方。

- 眼睛流泪、流脓并不会损害视力。

- 在获得抗生素眼药水之前，请完成以下几点。

2. 清除脓性分泌物

- 使用温水和湿棉球擦掉分泌物。

- 及时清除分泌物。

- 每次滴眼药水前，都要做好清洁工作。

3.隐形眼镜

平日佩戴隐形眼镜的孩子，需要暂时更换佩戴框架眼镜(原因：防止角膜损伤)。隐形眼镜佩戴前要消毒清洁(一次性的直接丢弃)。

4.传染性

使用抗生素眼药水 24 小时后，分泌物减少，可以让孩子返回学校。如果家庭其他成员也出现同样的症状，可以使用抗生素眼药水。

5.预期康复过程

治疗 3 天后，眼睛就应该会停止出现黄色分泌物。眼睛发红(如果是感冒并发症)持续的时间会长些，可能长达一个星期。

6.如果出现下列任一症状，请致电医生

- 眼睑变红或肿胀。
- 孩子病情恶化。

> 谨记：如果孩子出现任何上述"致电医生"症状中的一项，请致电医生。

第六章

眼睛充血

定义

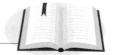

- 眼睛的眼白部分或内眼皮变成红色或粉红色。
- 爱流泪（眼睛水汪汪的）。
- 眼睑肿胀。
- 不伴分泌物增多。

可能的原因

1. 结膜炎

- 俗称红眼病，眼白（巩膜）变成红色或粉红色。结膜是指覆盖在眼白上面的那一层薄膜。结膜被感染时，会变成红色或粉红色。造成结膜炎的原因有很多。
- 病毒性结膜炎：病毒感染，如感冒病毒是导致结膜炎的主要原因。
- 细菌性结膜炎：眼睛产生大量的分泌物，进而使眼皮粘在一起，好像睁不开。通常，这是病毒性结膜炎。
- 花粉过敏性结膜炎：大部分眼睛过敏的孩子也患有过敏性鼻炎（花粉症症），常常打喷嚏和流鼻涕。
- 刺激性结膜炎：包括防晒霜、肥皂水、游泳池的水、香烟或烟雾刺激眼睛。手摸了脏东西（如食物、植物树脂）再接触眼睛也可能导致刺激性结膜炎。

2. 异物刺激

- 如果只有一只眼睛发红，应当考虑是否为异物刺激。

孩子返校

- 眼睛发红并伴流泪是不会损害视力的,但它是一种传染性很小的眼病。
- 儿童感冒导致眼睛发红通常不需要请假,可以正常上学上课。

如果想了解其他相关主题,请参考以下章节

- 眼睛有黄色或黄绿色的脓性分泌物(请参考第五章,眼睛分泌物增多)。
- 主要症状为眼睛痒(请参考第四章,眼部过敏)。

什么时候致电医生

需要立即致电医生的情况

- 孩子看起来很不舒服。
- 眼睑红肿十分明显。
- 孩子不停眨眼睛,伴有流眼泪。
- 视物模糊。
- 眼睛很痛。
- 眼睛角膜变得浑浊或出现斑点(眼睛里清澈的那部分)。
- 孩子眼睛畏光。
- 小于 3 个月的婴儿发热,肛温高于 38.0℃（注意:在看医生前,不能随便给小于 3 个月的小宝宝服用退热药)。

需要在 24 小时内致电医生的情况

- 家长认为孩子需要看医生。
- 只有一只眼睛发红,超过 24 小时。
- 退热 24 小时后,再次发热。

需要在上班时间致电医生的情况

- 家长有其他问题或担忧。
- 孩子未满 1 个月。
- 眼睛发红持续超过 7 天。

可以在家护理的情况

- 眼睛发红只是感冒的症状之一，家长判断孩子不需要看医生。
- 外物 (如肥皂水、防晒霜、食物、抽烟、烟雾、氯气、香水) 轻微刺激导致眼睛发红，家长判断孩子不需要看医生。

家庭护理建议

病毒感染的治疗方法

1. 放宽心

眼睛发红流泪可以是病毒感冒的早期症状，通常不严重，在家护理即可。感冒可导致内眼角处产生少量的黏液。

2. 洗脸洗眼睛

使用干净的温水和棉球清洁眼睑，每 2 小时 1 次。这样做通常可以避免发生细菌感染。

3. 人工泪液

- 人工泪液能让发红的眼睛舒服很多 (非处方药)。
- 每只眼睛每天滴 3 次，每次 1 滴，记得在清洁眼睑之后滴用。
- 对于病毒性感染，抗生素和血管收缩剂类型的眼药水并不适用。

4. 隐形眼镜

为了预防角膜损伤，平日佩戴隐形眼镜的孩子需要暂时更换佩戴框架眼镜。

5. 传染性

- 爱流泪的结膜炎是不会损害视力的，传染性也很小。

- 孩子因感冒导致的眼睛发红可以正常上课上学,不需要请假。
- 结膜炎并不需要隔离,让孩子回家,其实是学校的过度反应。如果有人问起,可以告诉学校孩子正在使用人工泪液治疗。

6. 预期康复过程

感冒导致的结膜炎一般需要 7 天才能痊愈。

7. 如果出现下列任一状况,请致电医生

- 眼睛有黄色或黄绿色的分泌物流出。
- 眼睛发红持续 1 周以上。
- 孩子的状况变得更糟。

眼睛轻度异物刺激的治疗

1. 放宽心

异物刺激导致的眼睛发红,大部分都是暂时的,可以在家自行处理。

2. 脸部清洁

使用温和的肥皂和清水洗干净脸,用清水洗眼皮,这样做有助于清除异物。

3. 冲洗眼睛

用流动的温水冲洗眼睛 5 分钟。

4. 眼药水

- 异物刺激导致眼睛发红,通常在冲洗后会觉得舒服很多。
- 如果孩子仍然不舒服或眼充血,可以使用人工泪液或长效的血管收缩剂眼药水(非处方眼药水)。
- 建议向药剂师咨询,请求推荐产品。
- 根据需要,每天使用 2~3 次,间隔 8~12 小时,每次 1 滴。

5. 预期康复过程

通常在清除眼内异物,1~2 小时后恢复正常。

6. **预防**

避免以后暴露或接触刺激性异物。

7. **如果出现下列情况，请致电医生**

- 孩子的眼睛有大量黄色或黄绿色分泌物。

- 眼睛发红持续超过 7 天。

- 孩子的情况变得更差。

> 谨记：如果孩子出现任何上述"致电医生"症状中的一项，请致电医生。

第三部分
耳

第七章

耳朵流液

定义

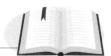

- 外耳道有不同颜色和不同稠度的液体流出。
- 从耳道中流出液体。

可能的原因

- **正常排出物**：耳垢或水。耳垢一般为浅棕色、深棕色或橙棕色。
- **异常排出物**：浑浊的液体或脓液。常见原因是耳部感染，包括鼓膜穿孔渗液。

什么时候致电医生

需要立即致电医生的情况

- 孩子很虚弱。
- 耳后红肿。
- 头部外伤后耳朵出血或渗液。
- 耳道出血（检查耳朵后出几滴血除外）。
- 发热超过 40.0℃，而且服用退热药 2 小时后体温没有下降。

需要在 24 小时内致电医生的情况

- 家长认为孩子需要看医生。
- 孩子耳朵疼痛或不明原因地哭闹。
- 流液是黄色、绿色或白色浑浊的或有恶臭的（脓液）。
- 耳朵流液超过 24 小时。

需要在工作时间致电医生的情况

• 家长有其他问题或担忧。

可以在家自行护理的情况

• 正常耳垢或其他无害的分泌物，家长认为孩子不需要看医生。

家庭护理建议

1. 耳垢

• 耳垢有一定杀菌功能，能保护耳道内壁。

• 清除干净耳垢可能会引起耳道发痒。

• 不要使用棉签为孩子掏耳垢。

• 如果耳道的排出物为黄绿色的脓液，请致电医生。

2. 没有头部外伤情况下的耳朵流液

• 在洗澡、游泳或戏水时，耳朵进水。

• 使用了滴耳液。

• 孩子耳朵渗水持续超过 24 小时，请致电医生。

3. 耳朵检查之后出血

• 如果医生为了看鼓膜而清除耳垢，有约 10% 的概率擦伤耳道内壁，造成少量出血。这类出血通常很快会止血，出血只有 1~2 滴。

• 几天内会完全愈合。

• 不影响听力。

• 不要在耳道内塞任何东西来止血，这样可能造成二次出血。

• 如果出血不止或反反复复，请致电医生。

4. 怀疑中耳炎

耳内有黏稠或脓性液体流出，说明可能有鼓膜穿孔和中耳炎。就医前可以服用对乙酰氨基酚或布洛芬来止痛。（详情请看第九章，耳痛）。

5. **如果出现下列情况，请致电医生**

  • 孩子病情恶化。

> 谨记：如果孩子出现任何上述的"致电医生"症状中的一项，请致电医生。

第八章

耳朵痒或拉耳朵

定义

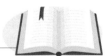

- 孩子说耳朵痒，反复地拉、拽耳朵，挖耳朵。
- 孩子既没说耳朵痛，也没有哭闹。

可能的原因

- **对婴儿来说常见原因是**：4 个月以上的小宝宝喜欢玩耳朵是正常现象。
- **对幼儿来说常见原因是**：外耳道感染、轻微的游泳性耳病：① 游泳或洗澡时耳朵进水；② 肥皂水或洗发水进入耳朵；③ 棉签刺激外耳道。一些孩子对耳朵里有耳垢的反应。
- **排除中耳炎**：小于 3 岁的儿童拉、拽耳朵或挖耳朵，并不能表明是耳朵痛。雷•贝克医生检查了 100 名主要症状是拉耳朵的儿童，结论是：不伴其他疾病或感染症状的单纯拉耳朵，并不能表明孩子可能患了中耳炎。

如果想了解其他相关主题，请参考以下章节

- 主要症状是哭闹，而不是拉耳朵（请参考第一章，哭闹）。
- 孩子说耳朵痛（请参考第九章，耳痛）。

什么时候致电医生

需要立即致电医生的情况

- 孩子看起来或表现出虚弱。
- 体温超过 40.0 ℃，服退热药 2 小时后体温无下降。
- 小于 12 周的婴儿直肠测温超过 38.0 ℃。

需要 24 小时内致电医生的情况

- 家长认为孩子需要看医生。
- 孩子似乎很痛苦，不明原因地哭闹。睡眠中突然惊醒。
- 伴有发热或有感冒症状。
- 发现外耳道有渗液。
- 不停地挖单侧耳朵。

需要工作时间致电医生的情况

- 家长有其他问题或担忧。
- 拉耳朵现象持续 3 天以上。
- 耳朵痒持续 1 周以上。

可以在家自行护理的情况

- 正常地摸和拉耳朵。
- 耳道偶尔发痒。

有拉耳朵习惯或耳道痒的家庭护理建议

1. 安心小贴士
- 许多孩子是发现了耳朵的存在而玩耳朵。
- 一些孩子有耳道发痒。
- 拉耳朵是因为感冒导致的中耳积液，也有少数可能是因为中耳炎。
- 不伴其他症状的单纯拉耳朵，并不能表明孩子就患了中耳炎。

2. 习惯而已
如果摸耳朵只是孩子的一个新的习惯，忽略和纠正即可。

3. 白醋滴耳液
- 耳朵痒，可以用等量水稀释白醋滴耳。
- 每只耳朵滴 2 滴，连续使用 3 天（使用理由：恢复正常的 pH 值）。
- 禁忌证：耳朵流液、耳置管或鼓膜穿孔。

4. **避免用肥皂**

　　防止耳道进肥皂水或洗发水。

5. **用棉签清除对耳道有保护作用的耳垢可能会刺激耳朵发痒。**

6. **预期康复过程**

　　经过正常护理，一般 2~3 天耳朵就不会再痒了。

7. **如果出现下列任一症状，请致电医生**

- 拉耳朵持续 3 天以上。

- 耳朵痒持续 1 周以上。

- 孩子病情恶化。

　　谨记：如果孩子出现任何上述的"致电医生"症状中的一项，请致电医生。

第九章

耳痛

定义

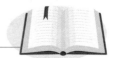

- 耳内或耳周不舒服或疼痛。

- 孩子说耳朵痛。

- 孩子以前患过中耳炎，现在又出现相似的症状（如哭闹、烦躁）。

可能的原因

- 通常由中耳炎导致。

- 中耳炎可由病毒或细菌引起。通常医生需要看鼓膜来辨别。

- 中耳炎的好发年龄为 6 月龄至 2 岁。

- 中耳炎症状通常在感冒病程的第 3 天出现。

孩子返校

- 耳痛或中耳炎没有传染性，孩子可以正常上学或上幼儿园。

什么时候致电医生

如果孩子出现下列任一状况（可能需要救护车），请拨打急救电话 120

- 不能动或非常虚弱。

如果孩子出现下列任一状况，请立即致电医生

- 孩子看上去很不舒服。

- 疼痛剧烈，服用布洛芬 2 小时后没有任何改善。

- 耳朵后面发红肿胀。

- 颈项强直（下颌不能碰到胸）。
- 异物入耳（如铅笔、棒子、铁丝）。
- 免疫缺陷（如艾滋病、化疗后、器官移植后、长期类固醇激素药物治疗）。
- 体温超过 40.0℃，服药 2 小时后没有改善。

如果出现下列任一症状，请在 24 小时内致电医生

- 耳朵痛，但是没有之前描述的那些症状。
- 耳道流脓或浑浊的分泌物。

怀疑是中耳炎的家庭护理建议（直到医生确诊）

1. 安心小贴士

- 孩子可能是中耳炎，检查鼓膜可以确诊。
- 孩子夜里疼痛，如果第二天诊治安全，家长可以等到第二天医生上班的时候，再带孩子去看医生。

2. 止痛、退热药品

如果疼痛剧烈或发热 39.0℃ 以上，可以使用对乙酰氨基酚或布洛芬来缓解疼痛和退热（用法和用量请参考附录表 A 和表 E）。

3. 局部冷敷

使用冰袋或湿毛巾敷住外耳 20 分钟，可以有效缓解疼痛，直到止痛药起效（注意：有些孩子可能更喜欢用热毛巾敷）。

4. 耳内流脓

- 中耳炎致鼓膜穿孔时会出现耳内流脓。
- 清理干净脓液。
- 不要用棉球堵塞耳道（理由：脓液潴留可刺激耳道或引起耳道感染）。

5.滴耳液

如果止痛药不见效，通常可以滴 3 滴橄榄油（或处方滴耳液）用来缓解疼痛。如果孩子的耳道或鼓膜有破损，应避免使用。

6.传染性

不具备传染性。

7.如果出现下列任一状况，请致电医生

- 孩子耳朵剧烈疼痛。
- 孩子病情恶化。

> 谨记：如果孩子出现任何上述"致电医生"症状中的一项，请致电医生。

第十章

中耳炎

定义

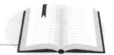

- 中耳部（耳内，即鼓膜后面）感染。

- 通过检查，孩子最近被诊断患有中耳炎。

- 担心孩子发热、耳朵痛或其他症状没有很快好转。

- 孩子因患中耳炎，正在使用抗生素治疗。

原因

- 感冒通常会导致咽鼓管阻塞。咽鼓管连接中耳和鼻腔，堵塞会导致中耳积液（病毒性中耳炎）。如果积液里细菌滋生，就会造成感染（细菌性中耳炎），积液也会变成脓，鼓膜凸起，疼痛加倍。

- 6 个月到 2 岁这个年龄段，是中耳炎的高发期。中耳炎也是孩子们的常见问题，直到 8 岁，中耳炎的发病率才有所下降。

- 通常感冒第三天最容易出现中耳炎症状。

- **患病率**：90% 的孩子曾经发生过耳朵感染（单耳和双耳），约有 20% 的孩子会发生耳朵反复感染。中耳炎是孩子童年时期最常见的细菌感染。

症状

- 主要症状就是疼痛。

- 年幼的孩子会哭闹、烦躁不安，因疼痛而睡不着。

- 约 50% 的中耳炎孩子会发热。

- **并发症**：中耳炎的孩子中，有 5%~10% 的孩子会因耳朵积液或积脓压力过大而发生耳膜穿孔，不过这个小孔通常会在 2~3 天后愈合。

孩子返校

- 中耳炎是不会传染的。孩子如果发热就要待在家里好好休息，退热后就可以正常上学。

什么时候致电医生

如果出现下列任一状况（孩子可能需要救护车），请拨打急救电话 120

- 孩子非常虚弱，无法移动。

如果出现下列任一状况，请立即致电医生

- 孩子看起来很不舒服。
- 脖子僵硬（下颌碰不到胸部）。
- 走路不稳。
- 发热超过 40.0℃，服用退热药 2 小时后没有改善。
- 疼痛厉害，服用止痛药布洛芬（如艾德维尔）2 小时后没有改善。
- 无法安抚地哭闹，服用布洛芬（如艾德维尔）2 小时后没有改善。
- 耳后新出现粉红色或红色肿胀。
- 微笑不自然（笑的时候脸歪向一侧）。
- 出现新的呕吐（剧烈咳嗽之后的呕吐除外）。

如果出现下列任一状况，请在 24 小时内致电医生

- 家长认为孩子需要看医生。
- 使用抗生素治疗 48 小时后，发热持续或反复出现。
- 使用抗生素治疗 3 天后，耳朵疼痛没有改善或反复出现。
- 服用抗生素治疗 3 天以上，耳朵持续或反复出现流水流液。

如果出现下列状况，请在工作时间致电医生

- 家长有其他问题或担忧。

如果孩子出现下列状况，建议在家自行护理

- 患中耳炎但没有其他并发症，家长判断不需要看医生。
- 中耳炎导致听力受损。
- 预防中耳炎。
- 耳朵放置引流管手术之后的问题。

中耳炎的家庭护理建议

中耳炎的治疗

1. 信心保证

- 大部分的中耳炎对第一剂抗生素没有反应。
- 通常第一天没有什么改善。
- 2~3天后孩子才会逐渐好转。
- 注意：2岁以上孩子的轻微中耳炎，抗生素可能不是必要的治疗药物。

2. 继续使用抗生素

- 抗生素会杀死导致中耳炎的细菌。
- 连续使用，避免中断任何剂量。
- 使用抗生素，直到完成一个疗程（口服药全部吃完）（原因：预防耳朵再次感染）。

3. 止痛和退热药

如果孩子发热超过39.0℃或疼痛厉害，可以口服对乙酰氨基酚（如泰诺林）或布洛芬（如艾德维尔）退热或缓解疼痛（用法和用量请参考附录表A和表E）。

4. 局部冷敷

使用冰袋或湿毛巾敷裹住外耳20分钟，能有效缓解疼痛（注意：有些孩子可能会喜欢热敷，敷20分钟即可；热敷或冷敷都不能使用太长时间，避免烫伤或冻伤）。

5. 滴耳液的使用

在止痛药效果不明显的情况下，可以滴 3 滴处方滴耳液或橄榄油在耳朵里缓解疼痛。如果孩子有放置过引流管或耳膜穿孔，则不能使用此方法。

6. 限制

- 孩子跑出去的时候，不需要盖住耳朵。
- 只要耳朵鼓膜没有穿孔或耳朵流水，就可以游泳。
- 中耳炎的孩子，只要使用抗生素治疗，可以安全地乘飞机。乘飞机不会增加孩子的疼痛。
- 起飞前 1 小时，如果孩子有任何不舒服或不适，可以服用布洛芬（如艾德维尔）。飞机下降过程中（着陆前），可以让孩子做吞咽动作，如吮吸奶嘴或嚼口香糖。

7. 传染性

孩子退热且自我感觉好了，可以让孩子上学或幼儿园。中耳炎是没有传染性的。

8. 预期康复过程

如果遵医嘱使用抗生素治疗，孩子应该在 2 天内（48 小时）退热。2 天耳痛会缓解，3 天会消失（72 小时）。

9. 耳朵流水流液

- 如果耳道有脓水或黏稠的液体流出，表明中耳里面有感染和积液，压力过大导致耳膜穿孔破裂。如果孩子耳朵里面放置了引流管，这也可能发生。
- 脓中可能带有血丝。
- 中耳炎痊愈后，这种状况自然会好的。
- 清除耳朵流出的液体。
- 避免使用棉球堵塞耳道（原因：滞留的脓水可能会导致耳道内壁感染）。

10. 如果出现下述任一状况, 请致电医生

- 使用抗生素 2 天后, 发热仍然持续。
- 耳朵疼痛得厉害或无法安抚地哭闹。
- 使用抗生素治疗 3 天后, 耳朵仍然疼痛。
- 使用抗生素治疗 3 天后, 耳朵流液没有改善。
- 孩子的状况变得更糟。

治疗中耳炎所致的听力受损

1. 暂时听力受损

- 中耳炎时, 中耳里面的液体无法正常从鼻腔排出, 导致积聚在耳朵里面。
- 积液可能会导致暂时、轻微的听力受损。
- 使用抗生素治疗后, 情况会好转, 听力也会逐渐恢复。
- 即使积液不再被感染, 某些孩子清除积液也需要更长时间。中耳炎的孩子中, 90% 的人需要 1~2 个月, 才能彻底清除积液。
- 中耳炎导致永久性的听力受损非常少见。

2. 与孩子沟通

- 靠近孩子, 保持眼神交流。
- 说话的声音比平时要大些。
- 与孩子说话时, 减少广播、电视或其他任何背景噪声。

3. 如果出现下列状况, 请致电医生

- 抗生素治疗疗程结束后, 听力没有恢复或受损没有改善。

预防耳朵再次感染

1. 信心保证

有些孩子的中耳炎会反复发作。如果孩子耳朵容易多次反复感染, 请采取下面这些方法来预防。

2.避免二手烟

保护孩子避免吸入二手烟。吸入二手烟会增加孩子中耳炎的风险和严重程度。要确保家里人或孩子的照看者都不吸烟。

3.避免严重感冒

- 大部分中耳炎都是由感冒引起的。在孩子 1 岁前，尽量避免让自己的孩子接触感冒的孩子。
- 孩子 1 岁前，如果家里没有人照看，可以请个保姆在家看护或者送去小型的家庭看护中心，尽量等孩子大些再送去大型的日托中心。

4.母乳喂养

- 母乳喂养宝宝直到 1 周岁，至少也要 6 个月。
- 母乳中的抗体能减少孩子发生中耳炎的概率。
- 如果正在母乳喂养，继续坚持。
- 如果不是，请考虑下一个孩子要进行母乳喂养。

5.避免错误使用奶瓶

- 喂奶时，抬高孩子的头部，让头部高于胃部。
- 采用水平姿势喂养的话，容易造成少量奶液流入咽鼓管。
- 婴儿拿着奶瓶喝奶可能会导致牛奶流入中耳。

6.接种所有推荐的疫苗

肺炎球菌疫苗和流感疫苗可以预防严重的疾病及中耳炎。

7.控制过敏因素

如果宝宝不断地流鼻涕，应该考虑是否为过敏因素导致中耳炎。如果宝宝还有其他过敏症状，如湿疹，家长可要求医生检查孩子是否对牛奶蛋白和大豆蛋白过敏。

8.衡量打鼾症状

如果孩子晚上睡觉的时候打鼾或张口呼吸，要检查是否存在腺体肥大。腺体肥大也容易导致中耳炎。一定要和医生说清楚这些表现。

耳朵引流管放置手术事宜

1.耳朵引流管

- 引流管是一种非常小的塑料管,通常由耳鼻喉科的专科医生操作,将其插入耳朵的鼓膜中。
- 引流管能让空气进入中耳,且允许中耳里的液体排出。
- 放置引流管可以减少中耳炎的复发,也能让听力恢复正常。

2.什么时候需要放置引流管?

- 中耳积液持续超过 4 个月,而且是双耳积液。
- 积液导致听力受损,而且听力损伤大于 20 分贝。需要先测试听力,原因在于有一部分孩子虽然耳朵积液,但是听力却很正常,似乎没有任何影响,这种情况则不需要放置引流管。
- 还有一个明确的指标:反复中耳炎或经多种抗生素治疗后中耳炎仍未痊愈。
- 手术前,要采取积极的预防措施。
- 与医生讨论,研究是否需要放置引流管,清楚知道这种方法的利与弊。

3.预期过程

- 通常引流管放置 1 年左右,会自行脱落掉入耳道,然后随着耳垢正常移动排出来。
- 如果引流管放置在鼓膜中超过 2 年,则可能需要外科手术移除。

4.放置引流管的风险

- 引流管移除后,可能会在鼓膜留下瘢痕或者无法愈合的小孔,这两种情况都会导致听力受到一定程度的损害。
- 考虑到可能的复杂性以及幼儿需要使用麻醉药,医生只会给真正需要的孩子放置引流管。

谨记:如果孩子出现任何上述的"致电医生"症状中的一项,请致电医生。

第四部分

鼻

第十一章

感冒

定义

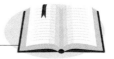

- 鼻和咽的病毒感染。

症状

- 流鼻涕或鼻塞。
- 鼻涕是清鼻涕，也可能是黏稠、黄色或绿色的鼻涕。
- 通常会发热。
- 喉咙痛常常是第一个症状。
- 有时伴有咳嗽、声音沙哑、爱流眼泪、颈部淋巴结肿大。

可能的原因

- 感冒即上呼吸道感染，一般是由病毒引起。健康的孩子平均一年会感冒 6 次。流感通常会更严重，一般都会出现发热和肌肉疼痛。
- 感冒一般不严重。只有 5%~10% 的儿童感冒会发展成为细菌感染并发症（耳朵感染或鼻窦感染）。

一般病毒性感冒的症状

- 感冒会导致流鼻涕、鼻塞、鼻窦不通、耳朵堵塞、喉咙痛、声音沙哑、咳嗽和眼睛发红、爱流眼泪。当这些症状一起出现的时候，感冒就是大家去看医生的最常见原因。
- 感冒通常也是大家去看急诊的一个原因，希望下面这些信息能帮助你节省时间和金钱，免除不必要的去看医生的麻烦。你可以放心，下面这些都是普通感冒的症状，孩子出现这些症状其实不需要去看医生。

——发热不超过 3 天。

——喉咙痛持续不超过 5 天（无其他感冒症状）。

——鼻塞、流鼻涕连续不超过 2 周。

——咳嗽不超过 3 周。

继发细菌感染的感冒症状

- 如果你的孩子是那 5%~10% 中的出现细菌感染并发症如耳朵感染或鼻窦感染的一员，请使用这一章。医生诊断会依据特定的症状和模式。还有一些孩子因为感冒症状持续时间太长，因而被怀疑出现了继发细菌感染的感冒。

——耳朵痛或耳朵流液。

——鼻窦疼痛，冲洗鼻腔也不能缓解。

——呼吸困难或呼吸急促。

——发热超过 3 天。

——退热后 24 小时，又复发。

——喉咙痛超过 5 天。

——流鼻涕超过 2 周。

——咳嗽超过 3 周。

孩子返校

- 如果孩子退热且自我感觉很好，可以参加正常的活动，家长就可以让孩子正常上学。实际上，感冒的传播是无法预防的。

如果想了解其他相关主题，请参考以下章节

- 过敏导致流鼻涕 [请参考第十二章，过敏性鼻炎（花粉症）]。
- 主要症状是咳嗽（请参考第二十三章，咳嗽）。
- 黄色或绿色的眼部分泌物（请参考第五章，眼睛分泌物增多）。
- 5 岁以上的孩子眼睛周围或颧骨疼痛（请参考第十四章，鼻窦疼痛或堵塞）。

什么时候致电医生

如果出现下述任一症状（孩子可能需要救护车），请拨打急救电话 120

- 严重的呼吸困难（每一次呼吸都很费劲，由于呼吸困难无法说话或哭闹，每次呼吸都发出呼噜声）。

如果出现下述任一症状，请立即致电医生

- 孩子看起来很不舒服。
- 即使醒着也不清醒，迷迷糊糊的。
- 清洗鼻腔之后，呼吸仍然很困难。
- 有免疫系统缺陷（如镰状细胞病、艾滋病、化疗、器官移植、长期使用类固醇激素药物等）。
- 发热超过 40.0℃，服用退热药 2 小时后没有改善。
- 小于 3 个月的孩子发热超过 38.0℃，直肠给药（注意：宝宝没有看医生前，不能随便给退热药）。

如果出现下述任一症状，请在 24 小时内致电医生：

- 家长认为孩子需要看医生。
- 孩子耳朵痛或排液。
- 眼睛流出黄色或绿色液体。
- 颧骨或眼睛周围疼痛（不仅是堵塞）。
- 发热超过 3 天。
- 退热 24 小时后又复热。

如果出现下列任一症状，请在上班时间致电医生

- 家长有其他问题或担忧。

- 鼻塞影响睡眠，即使清洗鼻腔好几次也不改善。
- 鼻孔内有黄色结痂（需要使用抗生素软膏）。
- 喉咙痛超过 5 天。
- 鼻涕超过 14 天。

如果出现下列症状，建议在家自行护理
- 感冒轻微而且没有并发症，家长认为孩子不需要看医生。

感冒的家庭护理建议

1. 安心小贴士
- 很多病毒能够导致感冒，健康的孩子一年至少感冒 6 次是正常的。每一次经历感冒，孩子的身体都会对这种病毒产生免疫能力。
- 多数父母都知道，自己的孩子感冒通常是因为自己感冒了或幼儿园、学校其他孩子感冒了。如果孩子只是普通感冒，不需要致电医生，除非孩子出现了并发症（如耳朵痛）。
- 感冒一般持续约 2 周时间，不治疗也能自愈。
- 有很多缓解感冒症状的好方法。大多数感冒，早期症状是流鼻涕，然后第 3 或第 4 天会鼻塞。每个阶段相应的方法不同。

2. 鼻涕很多时擤鼻涕或吸鼻涕
- 清除鼻涕可以清除鼻腔里面的细菌和病毒。
- 擤鼻涕是必要的。
- 对于年幼的孩子，可以使用吸鼻器。
- 可以用一点凡士林涂抹鼻孔里面，保护其免受刺激（首先要清除鼻涕，保证鼻腔干净）。

3. 鼻塞时候的清洗
- 可以用盐水滴鼻液或喷雾来清洗鼻腔。如果没有这些，也可以用

温开水。

- 步骤 1：每只鼻孔使用 3 滴（如果孩子未满 1 周岁，则每次只点单侧鼻孔 1 滴）。
- 步骤 2：使用吸鼻器帮助孩子吸出里面的堵塞物。清理完一侧，接着清理另外一侧。
- 步骤 3：重复使用滴鼻液，再用吸鼻器吸出，直到吸出的都是清澈液体。
- 频率：只要孩子鼻塞影响呼吸，家长就要为其清洗鼻腔，清除堵塞物。
- 购买生理盐水滴鼻液和喷雾都不需要处方。
- 可以自制生理盐水滴鼻液：半茶匙的食盐（2 毫升）兑 1 杯（240 毫升）的温开水就可以了。
- 使用滴鼻液的原因：擤鼻涕和吸鼻涕都无法清除那些干燥、黏稠的鼻涕。
- 另一种选择：淋浴房里的温暖蒸汽可以稀释鼻涕。孩子呼吸湿润的空气，然后再帮孩子吸鼻涕。
- 对于年幼的孩子，还可以使用湿棉签清除鼻涕。
- 对于婴幼儿的重要性：鼻塞会导致宝宝不肯喝奶或喝水。

4. 补充体液

鼓励孩子喝水，防止脱水。多喝水也可以减少鼻腔内的分泌物和肺部的痰。

5. 加湿器

家里空气干燥，可以使用加湿器。

6. 感冒药

- 对于任何年龄阶段的孩子，都不推荐使用感冒药（原因：感冒药可能无效。它们不能清除鼻腔里面的黏液，冲洗鼻子则可以）。
- 抗组胺类药品是没有用的，除非孩子是鼻过敏。

- 减充血剂药品：不推荐使用非处方的口服减充血剂药品（伪麻黄碱或去氧肾上腺素）。这些药尽管可以缓解部分孩子的鼻塞状况，但是都有副作用。
- 年龄限制：4 岁以下的孩子，千万不要使用任何咳嗽和感冒药（原因：不安全而且没有取得美国食品和药品监督管理局的批准）（任何年龄阶段的孩子都要避免使用含多种成分的药品）。
- 不用抗生素：抗生素对病毒无效，除非孩子感冒有并发症，如耳朵感染或鼻窦感染。

7. 感冒症状的处理

- 发热或疼痛：可以使用对乙酰氨基酚（如泰诺林）或布洛芬（如艾德维尔）缓解肌肉酸痛、头痛，以及发热超过 39.0℃时用来退热。
- 喉咙痛：如果孩子大于 1 岁，可以给孩子温热的鸡汤；孩子大于 6 岁，可以吮吸硬糖来缓解喉咙痛。
- 咳嗽：大于 1 岁的孩子可以喝 0.5~1 茶匙蜂蜜（2~5 毫升），6 岁以上的孩子可以使用止咳药。
- 眼睛红：经常用湿棉球清洗眼皮。

8. 传染性

孩子如果退热了，感觉良好，可以参加正常活动，就可以返校。从实际来看，感冒的传播是无法预防的。

9. 预期康复过程

发热，一般需要 2~3 天；流鼻涕，一般会持续 7~14 天；咳嗽，需要 2~3 星期。

10. 如果出现下列任一症状，请致电医生

- 怀疑耳朵疼痛。
- 发热持续超过 3 天。
- 小于 3 个月的婴儿发热。
- 流鼻涕超过 14 天。

- 咳嗽超过 3 周。
- 孩子的情况变得更差。

11. **特别建议：感冒的孩子能否乘坐飞机旅行**

- 孩子感冒了，乘坐飞机也是安全的。
- 孩子可能会出现暂时性的耳塞或耳朵疼痛，通常这是可以预防的。
- 很少会发展为耳朵感染，除非孩子以前就经常发生耳朵感染，然而这也并不是拒乘飞机的好理由。

12. **特别建议：乘坐飞机如何预防耳塞**

- 大部分症状发生在飞机降落期间（飞机着陆前 15 分钟）。
- 飞机起飞和降落期间，让孩子保持清醒。
- 降落期间，可以让孩子喝水或含着安抚奶嘴。
- 降落期间，大于 4 岁的孩子可以嚼口香糖。
- 降落期间，打哈欠也可以让中耳保持开放。
- 整个飞行过程中，注意多喝水，补充体液，防止鼻腔干燥。

> 　　谨记：如果孩子出现任何上述的"致电医生"症状中的一项，请致电医生。

第十二章

过敏性鼻炎(花粉症)

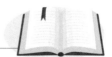

定义

• 鼻子出现过敏反应(过敏性鼻炎)。

• 经常鼻子痒、流鼻涕。

症状

• 每年相同的季节出现类似症状，且症状只在这个季节出现。

• 打喷嚏、鼻塞、鼻痒、流清鼻涕。

• 眼睛过敏症状(流泪、眼睛痒、红肿)。

• 耳和鼻窦堵塞。

• 嗓子痒或异物感，耳朵痒、皮肤瘙痒、声音沙哑很常见。

• 不伴发热。

可能的原因

• 花粉症是鼻子对吸入物质(通常为花粉)产生的过敏反应。

• 最常见的花粉症过敏原是：草、树木和杂草等的花粉。

• 其他常见的过敏原还可来自于猫、狗、马、兔子等宠物。

如果这个主题不合适，请参考更多恰当的主题

• 看起来不像花粉症(请参考第十一章，感冒)。

什么时候致电医生

需要 24 小时内致电医生的情况

• 家长认为孩子需要看医生。

- 孩子剧烈咳嗽。
- 鼻子周围或眼睛周围疼痛，抗组胺药不能缓解疼痛。

需要工作时间致电医生的情况

- 家长有其他问题或担忧。
- 规范服用抗组胺药 48 小时之后，病情还是影响孩子上学或正常的活动。
- 花粉症尚未确诊。
- 全年都出现鼻过敏症状。

可以在家自行护理的情况

- 确诊花粉症并且家长认为孩子不需要看医生。

家庭护理建议

1. 安心小贴士

- 花粉症是很常见的过敏反应，发病率约 15%。
- 可以服用抗组胺药控制鼻和眼的症状。
- 花粉季节每天都有花粉随风飘散，所以需要在 2 个月甚至更长时间内坚持服用抗阻胺药物。

2. 正确使用抗组胺药

- 抗组胺药是治疗过敏性鼻炎的常用药物。
- 抗组胺药能减轻流鼻涕、鼻痒、打喷嚏等症状。
- 每 6~8 小时服用一次扑尔敏、苯海拉明，效果相当不错，并且不需要处方（用量请参考附录表 B 和表 D）。睡前服药对控制鼻部症状尤其重要。
- 控制症状的关键是在花粉季节每天服用抗组胺药。氯雷他定（开瑞坦）或西替利嗪（仙特明）。优点：与上一代抗组胺药（苯海拉明、扑尔敏）相比，它们的有效时间长达 24 小时，嗜睡的副作用更小。

- 2~6 岁的孩子，需要遵医嘱给药，一般每次 2.5 毫克 (2.5 毫升糖浆或 1/2 茶匙)。
- 6~12 岁的孩子，可以每天早上服一次 5 毫克咀嚼片。
- 12 岁以上的孩子，每天早上给 10 毫克药片。
- ——提示：上一代抗组胺药物嗜睡的副作用比较突出。
- ——局限性：新一代控制花粉症的各种症状没有以前的抗组胺药效果好，同时有些孩子的过敏症状会在 24 小时内复发。
- ——成本：向药店的药剂师询价。

3. 清洗鼻腔，清除花粉

- 使用盐水滴鼻液或喷雾冲洗掉花粉。没有生理盐水时，也可以用温开水代替。十几岁的孩子，可以将温开水撩入鼻腔，再擤出来。
- 第一步：每侧鼻孔滴入 3 滴滴鼻液。
- 第二步：捏住一边鼻孔，先擤一侧，然后再擤另一侧。
- 第三步：重复滴入滴鼻液，再擤鼻子，直到流出来的液体不再浑浊。
- 使用频率：当孩子觉得鼻子很痒或呼吸受到影响时，就要清洗鼻腔。
- 生理盐水滴鼻液和喷雾都是非处方药。
- 可以自制生理盐水滴鼻液体，使用半茶匙的食盐 (2 毫升) 兑 1 杯温开水 (240 毫升) 即可。
- 其他选择：淋浴房内的温暖蒸汽可以稀释鼻涕让孩子呼吸湿润的空气，再擤出鼻涕。

4. 眼睛过敏的护理

- 发生眼睛过敏时，首先要洗脸除去花粉等过敏原。然后冷敷。
- 常常通过口服抗组胺药来控制眼睛的过敏症状，有时候也需要用眼药水。
- 首选抗组胺眼药水：酮替芬。

——酮替芬眼药水是一种安全有效的药品（如 Zaditor，Alaway）（非处方药）。

——用量：每 12 小时滴 1 滴。

——严重过敏者，可以在花粉季连续使用酮替芬眼药水，保证较好的控制效果。

- 次选抗组胺剂和（或）血管收缩剂眼药水（次选）。

——每 8 小时滴 1 滴。

——向药剂师咨询，请其推荐（如 Naphcon-A，Opcon-A，Visine-A）。

——缺点：药效不如酮替芬眼药水。

5. 清除身上的花粉

睡前洗澡洗发非常重要。

6. 预期康复过程

一到花粉季节，花粉症就会出现。要学会控制过敏症状。

7. 避免接触花粉等过敏原

- 花粉能在空气中播散。
- 孩子的卧室尽量关窗。
- 关好车窗，空调设置成内循环模式。
- 避免使用排气扇或吊扇。
- 起风和干燥的时候，空气中的花粉含量更高，所以在有风的日子里，尽量待在室内。
- 不要和从户外回来的狗玩耍（原因：花粉容易藏在狗毛里）。

8. 如果出现下列状况，请致电医生

- 连续 2 天使用抗组胺药，过敏症状没有得到控制。
- 孩子的病情恶化。

谨记：如果孩子出现任何上述"致电医生"症状中的一项，请致电医生。

第十三章

鼻出血

定义

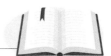

- 非外伤所致的单侧或双侧鼻出血。

可能的原因

- 儿童鼻腔黏膜血供丰富，鼻出血很多见。常见的原因是：
  - ——鼻腔干燥（冬天空气干燥）。
  - ——药物作用：抗组胺药会使鼻黏膜干燥。
  - ——用力擤鼻子。
  - ——使用了增加出血倾向的药物：如布洛芬和阿司匹林。
  - ——有时用力吸鼻子也可能引起鼻出血。
  - ——抠鼻子或擦鼻子。
  - ——过敏、感冒、鼻窦感染时鼻黏膜充血，更容易出血。

什么时候致电医生

需要立即拨打急救电话 120 的情况（孩子可能需要救护车）

- 昏迷或站立不稳。

需要立即致电医生的情况

- 家长认为孩子伤势严重。
- 持续按压 10 分钟、尝试过 2 次都无法止住的大量出血。
- 非外伤引起的皮肤瘀点、瘀斑或牙龈出血。
- 大量失血。

需要 24 小时内致电医生的情况

• 家长认为孩子需要看医生。

需要工作时间致电医生的情况

• 家长有其他问题或担忧。

• 孩子小于 1 周岁。

• 近期鼻出血变得更频繁。

• 长期以来鼻出血都很难止住。

• 家庭成员中也有容易鼻出血的情况出现。

可在家自行护理的情况

• 轻微鼻出血，家长认为孩子不需要看医生。

家庭护理建议

1. 安心小贴士

• 鼻出血很常见。

• 掌握正确的止血技巧，家长能自行应对鼻出血。

2. 按压止血法

• 用拇指和示指轻轻捏住孩子的鼻翼两侧，不要松开保持 10 分钟。

• 如果仍然有鼻出血换一下按压部位。

• 让孩子坐下来，用嘴呼吸。

• 如果止血后再次出血，重复以上方法。

3. 纱布止血法

• 如果按压止血无效，可以用湿纱布蘸上减充血滴鼻剂，塞入出血侧鼻孔。

• 小于 1 岁的孩子，可以使用凡士林纱布。

• 重复按压止血，轻轻地用拇指和示指捏住鼻翼 10 分钟。

4.预防鼻出血

- 如果室内空气干燥，请使用湿化器防止鼻腔干燥。
- 在鼻腔内涂用凡士林和布洛芬，一天两次。
- 擤鼻子动作要轻柔。
- 使用吸鼻器时，不要插入太深，同时动作要轻柔。
- 避免使用阿司匹林等增加出血倾向的药物。

5.预期康复过程

如果按压的位置正确，超过99%的流鼻血可在按压10分钟后止血。有时候鼻血会流入口腔，被孩子吞进肚子，可能刺激胃而导致呕吐，或者隔天排柏油样发黑的大便。

6.如果孩子出现下列任一状况，请致电医生

- 持续按压20分钟仍无法止血。
- 孩子病情恶化。

　　谨记：如果孩子出现任何上述"致电医生"症状中的一项，请致电医生。

第十四章

鼻窦疼痛或堵塞

定义

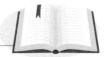

- 鼻窦上面覆盖的皮肤有一种紧绷、受压或疼痛的感觉。
- 鼻窦是鼻子附近的骨性空腔结构，存在于眉毛上方，眼睛后面及周围，还有颧骨上方。

症状

- 通常只是一边脸觉得疼痛或有受压的感觉。
- 一只眼睛肿胀。
- 常见症状是鼻塞、流鼻涕，或鼻后滴漏。
- 比较少见的症状有口腔异味、用口呼吸、鼻后滴漏、喉咙痛、清嗓子。
- **年龄限制**：对于 5 岁以内的孩子来说，鼻窦疼痛不是一个可信赖的症状。

鼻窦堵塞可能的原因

- **病毒性鼻窦炎**：普通感冒的一部分。病毒感染不仅会影响鼻子内壁，还会影响鼻窦黏膜。
- **细菌性鼻窦炎**：病毒性鼻窦炎有可能合并细菌感染（5% 的感冒会发生）。主要症状是鼻窦疼痛、反复发热或鼻窦上的皮肤（眼周或脸颊）变红或肿胀。对于年幼的孩子来说，主要症状是鼻腔分泌黏稠的分泌物持续超过 14 天或反复发热。
- **过敏性鼻窦炎**：鼻子过敏（如花粉）经常会出现鼻塞，还伴有打喷嚏、鼻子痒和流清鼻涕。

治疗鼻窦炎

- **病毒性鼻窦炎**：用生理盐水清洗鼻子，抗生素不起作用。

- **细菌性鼻窦炎**：口服抗生素。
- **过敏性鼻窦炎**：使用抗组胺药治疗鼻过敏，通常能够缓解过敏症状。

感冒时鼻涕的颜色

- 处在感冒的不同阶段，流出的鼻涕颜色也有相应变化。
- 感冒刚开始是流清鼻涕，随后鼻涕会变成黏稠的。
- 几天后还可能变成黄色或绿色的，这都是正常的。
- 睡醒后、使用抗组胺药后或空气比较干燥时，黄色或绿色的鼻涕更常见（原因：这些因素都在影响鼻腔分泌物的产生）。
- 有在鼻窦疼痛、退热 24 小时后复发或流鼻涕持续超过 14 天而没有改善的情况下，出现黄色或绿色鼻涕才提示细菌性鼻窦炎。
- 鼻腔分泌物导致鼻子堵塞、影响呼吸时，需要清洗鼻腔。感冒的时候，如果孩子用鼻子呼吸时发出很重的鼻音，但是看不到鼻子里的堵塞物，通常意味着黏液很干燥而且在鼻腔深处，清洗鼻腔可以缓解这种症状。

孩子返校

- 鼻窦炎是不会传染的。如果鼻窦疼痛、堵塞与感冒或其他感染有关，孩子退热后感觉良好，可以参加正常活动，就可以返回学校了。

如果想了解其他相关主题，请参考以下章节

- 5 岁以内的孩子或看起来不像鼻窦堵塞（请参考第十一章，感冒）。
- 频繁发生过敏性鼻炎 [请参考第十二章，过敏性鼻炎（花粉症）]。

什么时候致电医生

如果孩子出现下述任一症状（孩子可能需要救护车），请拨打急救电话 120

- 孩子无法移动或太虚弱，站立不稳。

如果出现下述任一症状，请立即致电医生

- 孩子看起来很不舒服。
- 口齿不清，行为混乱。
- 颧骨、前额或眼周出现红肿。
- 剧烈疼痛。
- 免疫力缺陷（如患镰状细胞病、艾滋病、化疗、器官移植、长期使用类固醇治疗）
- 发热超过 40.0℃，而且服用退热药 2 小时后没有改善。

如果出现下述任一状况，请在 24 小时内致电医生

- 家长认为孩子需要看医生。
- 前额疼痛超过 48 小时。
- 发热超过 3 天。
- 退热超过 24 小时后又复热。
- 出现耳疼痛。
- 鼻窦疼痛且发热。

如果出现下述任一状况，请在工作时间致电医生

- 家长有其他问题或担忧。
- 冲洗鼻腔和使用止痛药 24 小时后，鼻窦疼痛仍然存在。
- 鼻窦堵塞和积液持续超过 2 周。
- 流鼻涕超过 14 天。

如果出现下述状况，建议在家自行护理

- 感冒导致鼻窦疼痛或堵塞，家长认为孩子不需要看医生。

鼻窦堵塞的家庭护理建议

1. 安心小贴士

- 鼻窦堵塞是感冒时的一种常见症状。
- 通常，在家清洗鼻腔可以预防细菌感染鼻窦。
- 对于感冒导致的鼻窦堵塞，抗生素是没有用的。

2. 鼻塞时，清洗鼻腔，保持畅通

- 使用生理盐水滴鼻液或喷雾软化干燥的鼻涕。如果没有，也可以直接用温水清洗。十来岁的孩子可以将温水撩入鼻腔，然后擤鼻。
- 第一步：每侧鼻孔滴 3 滴滴鼻液。
- 第二步：捏住一侧鼻孔擤鼻；然后再擤另外一侧。
- 第三步：重复滴入滴鼻液，擤鼻子，直到擤出来清水。
- 清洗频率：鼻腔堵塞导致孩子无法用鼻子呼吸，就要清洗鼻腔。
- 生理盐水滴鼻液或喷雾都是非处方药。
- 可以自制生理盐水滴鼻液，用半茶匙食盐（2 毫升）兑 1 杯（240 毫升）温开水即可。
- 使用滴鼻液的原因：擤鼻子或吸鼻器无法清除干燥的或黏稠的鼻涕。
- 另一种选择：使用蒸汽。让孩子呼吸湿润的空气，湿润鼻腔，然后再擤鼻子。

3. 补充体液

鼓励孩子多喝水，防止脱水。这样还可以稀释鼻腔分泌物和喉咙里的痰。

4. 空气加湿器

如果家里空气干燥，建议使用加湿器。

5. 减充血药的鼻子喷雾（非处方）

- 只有大于 12 周岁孩子，而且清洗鼻腔后仍然有堵塞的感觉，才可以使用这种喷雾。建议使用长效型的（如阿氟林）。
- 剂量：每侧鼻孔 1 喷，1 天 2 次。
- 使用前，需要清洗鼻腔。

- 常规使用 2 天，此后有症状才用。
- 连续使用不能超过 5 天（原因：导致堵塞重现）。

6.止痛药

如果需要缓解疼痛，可以使用对乙酰氨基酚（如泰诺林）或布洛芬（如艾德维尔）（使用剂量请参考附录表 A 和表 E）。用湿毛巾包住冰袋冷敷鼻窦 20 分钟，也能有效缓解鼻窦疼痛。

7.抗组胺药

如果孩子出现鼻过敏，可以口服抗组胺药（如苯海拉明）（非处方药）（使用剂量可以参考附录表 D）。

8. 预期康复过程

- 通过治疗，病毒性鼻窦堵塞通常在 7~14 天内痊愈。
- 如果鼻窦堵塞的同时发生了细菌性感染（细菌性鼻窦炎），可能会出现发热和鼻窦疼痛，需要使用抗生素来治疗。

9.传染性

鼻窦炎是不会传染的。如果鼻窦疼痛或堵塞与感冒或其他感染有关，只要孩子退热了，感觉良好，可以参加正常的活动，就可以让孩子返回学校。

10.如果孩子出现下列任一症状，请致电医生

- 经过 1 天治疗后，鼻窦仍然疼痛。
- 鼻窦堵塞超过 2 周。
- 鼻窦疼痛且发热。
- 孩子的情况变得更差。

谨记：如果孩子出现上述"致电医生"症状中的任意一项，请致电医生。

第五部分

嘴部和喉咙

第十五章

手足口病

定义

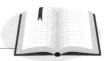

- 手足口病是由病毒引起的轻微性传染病，会导致口腔溃疡，手、足部位出现小疱疹。

症状

- 口腔溃疡，集中在舌头上和口腔两侧（所有的孩子都一样）。
- 手掌、脚心出现小疱疹（很像水痘）或红点，还有些会出现在手指和脚趾之间（70%）。
- 一只手或脚有 1~5 个小水疱。
- 小疱疹或红点还可能出现在臀部（30%）。
- 低热，体温不超过 39.0℃。
- 主要发生在 6 个月到 4 岁的孩子身上。

可能的原因

- 柯萨奇病毒 A-16 感染。
- 与动物疾病无关。

孩子返校

- 孩子退热后就可以上学或幼儿园（通常是 2~3 天），小疱疹是没有传染性的。

如果想了解其他相关主题，请参考以下章节

- 只有口腔溃疡（请参考第十八章，口腔溃疡）（除了接触过手足口病的孩子）。

- 只有皮疹（请参考第四十三章，不明原因的广泛皮疹）。

什么时候致电医生

如果出现下述任一症状，请立即致电医生（无论白天还是夜晚）

- 孩子看起来很不舒服。
- 有脱水的迹象（如口干，哭不出眼泪，超过 8 小时没有排尿）。
- 脖子僵硬，严重头痛或行为混乱（神志不清）。

如果孩子出现下述任一症状，请在 24 小时内致电医生

- 家长认为孩子需要看医生。
- 牙龈红肿敏感。
- 嘴唇出现溃疡和疼痛。
- 发热超过 3 天。

如果出现下述任一症状，请在工作时间致电医生

- 家长有其他问题或担忧。

如果出现下述任何状况，建议在家自行护理

- 疑似手足口病，家长认为孩子不需要看医生。

手足口病的家庭护理建议

1. **安心小贴士**

   手足口病是一种自限性疾病。小疱疹是病毒引起的无害皮疹。

2. **口腔疼痛的护理**

   - 可以使用液体抗酸剂缓解口腔疼痛，1 天 4 次。
   - 小一点的孩子，1 天 4 次，每次半茶匙（2 毫升），饭后服用。

- 4 岁以上的孩子,可以用 1 茶匙(5 毫升),当作饭后漱口水。

3. 流质饮食

- 鼓励孩子多喝水,防止脱水。
- 冷饮料、奶昔、冰棒、果泥和冰冻果子露都是不错的选择。
- 避免给孩子吃柑橘以及咸或辛辣的食物。
- 对于婴幼儿,可以用杯子、勺子或注射器喂水,避免用奶瓶(原因: 吃奶嘴会引起疼痛)。
- 固体食物的摄入量不是很重要。

4. 止痛药和退热药

如果孩子疼痛或发热超过 39.0℃,可以服用对乙酰氨基酚(如泰诺林)或布洛芬(如艾德维尔)来缓解疼痛或退热(使用剂量请参考附录表 A 和表 E)。

5. 传染性

具有轻微的传染性,治愈后几乎没有什么损伤。潜伏期为 3~6 天。

6. 预期康复过程

- 发热一般会持续 2~3 天。
- 口腔溃疡痊愈需要 7 天。
- 手掌和脚掌的小疱疹一般会持续 10 天,之后皮疹处可能会脱皮。

7. 如果孩子出现下列任一状况,请致电医生

- 出现脱水迹象。
- 发热超过 3 天。
- 孩子的状况变得更糟。

谨记:如果孩子出现上述"致电医生"症状中的任意一项,请致电医生。

第十六章

淋巴结肿大

定义

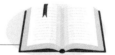

- 颈部、腋窝、腹股沟的淋巴结增大。
- 身体一侧的淋巴结大于另一侧相应部位的。
- 正常的淋巴结直径通常小于 12 毫米（豌豆大小）。

可能的原因

- 病毒感染导致的淋巴结肿大为 12~25 毫米。
- 细菌感染通常会导致淋巴结肿大到超过 25 毫米（25 美分硬币大小）。
- 儿童期多次呼吸道感染易导致颈部淋巴结受累。
- 其他部位的淋巴结肿大多因局部皮肤受刺激或感染。

孩子返校

- 淋巴结肿大是不会传染的。如果淋巴结肿大与感冒、喉咙痛或其他感染有关，孩子退热后，感觉舒服，可以参加正常的活动后，就可以上学。

如果想了解其他相关主题，请参考以下章节

- 主要症状是颈部淋巴结肿大和喉咙痛（请参考第十九章，咽喉痛）。

什么时候致电医生

如果孩子出现下述任一症状，请立即致电医生（无论白天还是夜晚）

- 孩子看起来很不舒服。

- 颈部淋巴结肿大导致呼吸困难，影响吞咽或喝水。
- 发热超过 40.0℃，服用退热药 2 小时也没有改善。
- 淋巴结表面皮肤发红。
- 几个小时内淋巴结快速肿大。

如果出现下述任一状况，请在 24 小时内致电医生

- 家长认为孩子需要看医生。
- 淋巴结大于 2.5 厘米或更多。
- 非常敏感，一摸就痛。
- 影响颈部转动或手、脚运动。
- 发热超过 3 天。

如果出现下述任一症状，请在工作时间内致电医生

- 家长有其他问题或担忧。
- 咽喉痛。
- 多个部位出现淋巴结肿大。
- 淋巴结肿大原因不明。
- 宝宝小于 1 个月。
- 淋巴结肿大且持续超过 1 个月。

如果出现下述状况，建议在家自行护理

- 轻微的淋巴结肿大，且家长认为孩子不需要看医生。

淋巴结肿大的家庭护理建议

1.安心小贴士 1

如果你发现豌豆大小（直径小于 12 毫米）的淋巴结，这是正常的淋巴结。不用特意去寻找淋巴结，随时都能发现的（特别是在颈部和腹股沟处）。

2. **安心小贴士 2**

病毒感染，如咽喉感染和感冒都会导致颈部淋巴结肿大 2 倍。轻微的肿大和敏感表示淋巴结正对抗感染，而且工作良好。

3. **使用止痛药或退热药**

如果孩子疼痛或发热超过 39.0℃，可以使用对乙酰氨基酚（如泰诺林）或布洛芬（如艾德维尔）缓解疼痛或退热（使用剂量见附录表 A 和表 E）。否则不需要治疗。

4. **避免挤压**

不要试图挤压淋巴结，这样做不能防止肿大或恢复正常。告诉孩子保持冷静，不要摆弄淋巴结。

5. **传染性**

淋巴结肿大是不具备传染性的。如果淋巴结肿大与感冒、喉咙痛或其他感染有关，孩子退热后，觉得舒服、能参加正常活动，就可以正常上学。

6. **预期康复过程**

感染痊愈后，淋巴结会慢慢恢复至正常大小，需要 2~4 周，但淋巴结不会完全消失。

7. **如果孩子出现下述任一状况，请致电医生**

- 淋巴结肿大超过 2.5 厘米。
- 淋巴结肿大大于 12 毫米，而且持续时间超过 1 个月。
- 孩子的情况变得更差。

谨记：如果孩子出现上述"致电医生"症状中的任意一项，请致电医生。

第十七章

嘴部受伤

定义

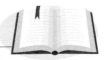

- 嘴部受伤，包括嘴唇、上唇系带、舌头、口腔、颊内侧，口腔底部，上、下腭和嘴巴深处（扁桃体和喉咙）的伤害。

类型

- 舌上或口腔里的小伤口（吃饭时不小心咬伤）是最常见的嘴部损伤。咬伤很少需要缝合，即使伤口是裂开的，只要舌头不动时，如果底部是连在一起的，都能够很快愈合。

- 嘴唇上的小伤口和擦伤经常都是摔跤引起的。上嘴唇连着上腭的系带组织很容易被撕裂，这种撕裂也不需要缝合，会自己愈合的。然而可能会重复出血，每一次家长都需要拉开上嘴唇去检查出血的地方。

- 摔跤的时候，牙齿咬伤下嘴唇也很常见。大多数时候这些伤口不相连（不穿透嘴唇）不需要缝合，除非出现大伤口。

- 孩子跌倒时，还可能发生潜在的、严重的扁桃体、软腭或喉咙深处受伤（例如，口中含着牙刷、铅笔时跌倒）。

如果想了解其他相关主题，请参考以下章节

- 主要是牙齿受伤（请参考第二十一章，牙齿损伤）。

什么时候致电医生

如果孩子出现下述任一症状（孩子需要救护车），请立即拨

打急救电话 120

- 大量出血，无法止住。
- 呼吸困难。

如果孩子出现下述任一症状，请立即致电医生（无论白天还是夜晚）

- 家长认为孩子受伤严重。
- 少量出血，按压 10 分钟后仍无法止住。
- 舌上或口腔内伤口较大，可能需要缝合。
- 嘴唇上有大伤口，到皮肤了。
- 剧烈疼痛。
- 吞咽困难，喝水和咽口水都难。
- 由于铅笔或其他细长的物品导致口腔深处受伤。
- 嘴部疑似出现感染（如受伤 48 小时后发热，伤口发红、疼痛加剧或肿胀）（注：口腔内的任何伤口都需要几天才能痊愈，而且痊愈前是白色的）。

如果孩子出现下列症状，请在 24 小时内致电医生

- 家长认为孩子需要看医生。

如果孩子出现下列状况，请在工作时间内致电医生

- 家长有其他问题或担忧。

如果孩子出现下列状况，建议在家自行护理

- 嘴部损伤较小，而且家长认为不需要看医生。

嘴部轻微损伤家庭护理建议

1. 止血

- 嘴唇内侧或口腔里靠近牙龈的部位出血，把出血部位按在牙齿上，

保持 10 分钟可以止血。

- 注意：一旦嘴唇内侧出血停止，不要把嘴唇翻过来查看（原因：会导致再次出血）。
- 舌头出血，使用一块无菌纱布或干净的布按住出血部位 10 分钟。

2. 局部冷敷

将一块冰或冰棒放在受伤的部位冷敷 20 分钟。

3. 使用止痛药

如果疼痛剧烈给予对乙酰氨基酚（如泰诺林）或布洛芬（如艾德维尔）止痛。

4. 食用流质食物

- 鼓励孩子多喝水，防止脱水。冷饮、奶昔和冰棒是不错的选择。
- 提供流质食物（避免需要多咀嚼的食物）。
- 避免给孩子太咸、太酸的食物，避免刺痛。
- 餐后立即用温开水漱口，清洗伤口。

5. 预期康复过程

嘴里的小伤口和轻微擦伤一般在三四天后愈合，较少出现感染。

6. 如果出现下列任一症状，请致电医生

- 疼痛加剧。
- 伤口看起来像出现感染（主要是 48 小时后出现剧烈疼痛或肿胀）。
- 开始发热。
- 孩子的状况变得更糟。

> 谨记：如果孩子出现上述"致电医生"症状中的任意一项，请致电医生。

第十八章
口腔溃疡

定义

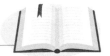

- 口腔内壁黏膜出现疼痛、表面溃疡。
- 通常发生在口腔里牙龈、嘴唇内壁和颊黏膜等部位。
- 不包括外嘴唇的溃疡（如复发性热病疱疹）。

可能的原因

- 口腔溃疡是 5 岁以后的孩子嘴巴里长 1~2 个小疱的主要原因，没有传染性。
- 手足口病，会出现很多小疱疹，主要集中在舌头上和嘴巴内壁两侧。由柯萨奇病毒 A-16 感染导致。易感人群是 1~5 岁的儿童。
- 病毒性疱疹（感冒导致的病毒性溃疡）：第一次感染会非常严重，能够导致牙龈、舌头、嘴唇内壁出现 10 个以上的小水疱。最关键的特征是嘴角或嘴周围都会出现疱疹。同时还伴有发热和吞咽困难等症状。通常发生在 1~3 岁的孩子身上。

孩子返校

- 口腔溃疡是不会传染的。孩子发热或口腔内出现多个溃疡，需要经过医生检查后，才能再去上学或上幼儿园。

如果想了解其他相关主题，请参考以下章节

- 除了口腔有溃疡，孩子的手掌、脚掌也有小水疱（请参考第十五章，手足口病）。

什么时候致电医生

如果孩子出现下述任一症状（孩子可能需要救护车），请拨打急救电话 120

• 孩子站立不稳，无法移动。

如果孩子出现下述任一症状，请立即致电医生（无论白天还是夜晚）

• 孩子看起来很不舒服。
• 化学物质导致口腔溃疡。
• 孩子出现脱水迹象（如：口干，哭泣时没有眼泪，超过 8 小时没有小便）。

如果孩子出现下述任一症状，请在 24 小时内致电医生

• 家长认为孩子需要看医生。
• 口腔里有 4 个或以上的溃疡。
• 嘴唇出血结痂。
• 牙龈红肿。
• 嘴唇外也出现水疱。
• 牙龈出现溃疡导致牙疼痛。
• 脸颊发热肿胀。
• 颌下淋巴结肿大。
• 用药以后出现溃疡。

如果孩子出现下述任一症状，请在工作时间致电医生

• 家长有其他问题或担忧。
• 口腔溃疡持续超过 2 周。

如果出现下列状况，建议在家自行护理

• 疑似轻微口腔溃疡，家长认为孩子不需要去看医生。

口腔溃疡家庭护理建议（没有任何伤害的口腔溃疡）

1. 口腔溃疡是口腔里长小疱疹的首要原因

• 口腔里面脸颊两侧、嘴唇内侧和牙龈部位经常出现 1~3 个白色溃疡，疼痛剧烈（没有发热）。

• 口腔溃疡的原因有粗糙食物擦伤、刷牙太用力、不小心咬伤或其他食物刺激。

2. 使用液体抗酸剂缓解疼痛

• 可以使用液体抗酸剂来缓解疼痛，1天4次（避免使用普通漱口水，因为它会刺激口腔加剧疼痛）。

• 4 岁以上的孩子，可以用 1 茶匙（5 毫升），当作饭后漱口水。

• 4 岁以下的孩子，每次半茶匙（2.5 毫升），饭后服用。

3. 止痛药

如果孩子疼痛剧烈，可以服用对乙酰氨基酚（如泰诺林）或布洛芬（如艾德维尔）来缓解疼痛（特别是睡前）。

4. 流质食品

• 给孩子提供流质食品。

• 鼓励孩子多喝水，防止脱水。冷饮料、奶昔、冰棒、果泥和冰冻果子露都是不错的选择。

• 避免给孩子吃柑橘，咸或辛辣的食物。

• 对于婴幼儿，可以用杯子、勺子或注射器喂水，避免用奶瓶（原因：吮吸奶嘴会引起疼痛）。

5. 传染性

口腔溃疡是不会传染的。孩子发热或口腔内出现多个溃疡，需要

经过医生检查，才能再去上学或幼儿园。

6. **预期康复过程**

口腔溃疡会在 1~2 周自愈。出现口腔溃疡后，治疗并不会缩短愈合时间，但是可以减轻疼痛。

7. **如果出现下述任一症状，请致电医生**

- 口腔溃疡持续超过 2 周。
- 孩子的情况变得更差。

谨记：如果孩子出现上述"致电医生"症状中的任意一项，请致电医生。

第十九章

咽喉痛

定义

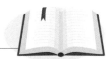

• 喉咙疼痛、不舒服或有刺痛感，吞咽时尤其明显。

可能的原因

• **感冒（上呼吸道感染）**：大多数咽痛是感冒的一个症状。实际上，咽痛也可能是感冒最初 24 小时里的唯一症状。

• **病毒性咽炎**：有些病毒感染会导致咽痛，但没有症状。

• **链球菌性咽喉炎**：A 型链球菌是一最常见的致病菌。只有细菌感染需要抗生素治疗。

链球菌性咽喉炎

• 症状包括咽痛、发热、头痛、腹痛、恶心和呕吐。

• 链球菌性咽喉炎不太容易出现咳嗽、声音沙哑、眼睛发红和流鼻涕的症状。如果出现这些症状，则更有可能是病毒感染。

• 猩红热皮疹（弥漫性基底发红、摸上去类似砂纸的皮疹）一般是链球菌感染所致的。

• **高发年龄**：5~15 岁。除非家有年长的同胞患病，否则小于 2 岁的孩子少见。

• 开始抗生素治疗前，需要做细菌培养帮助诊断。

• 急性风湿热可能出现在症状出现后没有治疗的 10 天之内。

• 标准治疗包括使用青霉素、阿莫西林。有时候也可能选用其他抗生素。

婴幼儿的症状

- 2 岁以内的孩子通常不会表达咽痛。如果年幼的孩子哭闹且不肯喝奶或不愿意吃喜欢的食物，说明孩子可能是咽痛。

何时返校

- 孩子退热后，觉得舒服，可以参加正常的活动，就可以上学或幼儿园了。如果孩子为链球菌感染，则需要口服抗生素治疗 24 小时后才能返校。

如果想了解其他相关主题，请参考以下章节

- 主要症状是犬咳样咳嗽、声音嘶哑或咳嗽（请参考第二十四章，喉炎或二十三章，咳嗽）（注：这些症状在链球菌性咽炎中很少见）。

什么时候致电医生

需要立即拨打急救电话 120 的情况（孩子可能需要救护车）

- 严重呼吸困难（每一次呼吸都很费劲，而且伴有呼呼的杂音，由于呼吸困难导致无法说话或哭闹）。

需要立即致电医生的情况

- 孩子看起来非常虚弱。
- 呼吸困难，但还不严重。
- 吞口水都觉得困难。
- 颈项强直。
- 出现脱水的迹象（口唇干燥，哭时无泪，超过 8 小时未排小便）。
- 皮肤出现紫色或血红色瘀斑。
- 免疫缺陷的孩子（如患艾滋病、化疗、器官移植、长期使用糖皮质类激素）。
- 发热超过 40.0℃，且服用退热药 2 小时后体温无下降趋势。

需要 24 小时内致电医生的情况

- 家长认为孩子需要看医生或需要做细菌培养。
- 咽痛严重，服用布洛芬 2 小时后没有改善。
- 身上出现大面积红色皮疹。
- 鼻窦痛或胀痛。
- 发热超过 3 天。
- 退热 24 小时后又复发。
- 孩子未满 2 周岁。
- 最近 7 天里接触过链球菌性咽炎患者。
- 皮肤出现溃疡。

需要工作时间致电医生的情况

- 咽痛是主要症状，且持续时间大于 48 小时。
- 伴有感冒或咳嗽症状的咽痛，持续时间大于 5 天。
- 家长有其他问题或担忧。

可以在家自行护理的情况

- 孩子可能患有病毒性咽喉炎，家长认为孩子不需要看医生。

家庭护理建议

1. **安心小贴士**

   咽痛多数是感冒症状之一。咳嗽、声音沙哑或流鼻涕都提示是感冒引起的咽痛。

2. **缓解局部疼痛**

   - 1 岁以上的孩子可以喝些温热鸡汤或苹果汁。
   - 6 岁以上儿童可以含一块奶油硬糖或棒棒糖。
   - 8 岁以上儿童也可以用温水加点食盐或液体抗酸剂漱口。
   - 喉咙止痛喷雾或含片通常没有实际效果。

3. 止痛药或退热药

如果孩子疼痛厉害或发热超过 39.0℃，可以使用对乙酰氨基酚或布洛芬缓解疼痛或退热(使用剂量请参考附录表 A 或表 E)。

4. 流质食品

由于扁桃体肿大会使固体食物难以下咽，所以此时冷饮和奶昔是上佳的选择。

5. 传染性

• 孩子退热后，如果没有不适，可以参加正常活动，就可以正常上学。

• 孩子如果是链球菌感染，需要服用抗生素治疗 24 小时后才能返校。

6. 预期康复过程

病毒性咽炎所致咽痛一般会持续 4~5 天。

7. 如果出现下述任一症状，请致电医生

• 主要症状是咽痛，而且持续超过 48 小时。

• 咽痛伴有感冒症状，持续超过 5 天。

• 发热持续超过 3 天。

• 孩子病情恶化。

谨记：如果孩子出现上述"致电医生"症状中的任意一项，请致电医生。

第二十章
与链球菌性咽喉炎患者接触

密切接触的定义

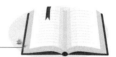

- 与链球菌感染患者接触也叫密切接触。

- 与确诊患者共同生活（如兄弟姐妹、父母等）。

- 与确诊患者接吻。

- **潜伏期**：与确诊患者密切接触者，潜伏期不超过 10 天。

其他接触类型

- **有限接触**：与患者在公共场所接触（如学校）。

- 有时是在医疗机构与疑似患者接触，该患者没做相应的诊断试验。

- 如果这名患者正在服用抗生素治疗，而且治疗已超过 24 小时，那该患者不再具有传染性。

- 细菌培养和快速链球菌检测都并非需要马上进行，到医院完成即可。

何时返校

- 如果孩子没有表现出任何症状，就可以正常上学。

- 如果孩子已经表现出咽喉炎症状，建议让孩子暂时不上学，直到细菌培养结果出来再做打算。

如果想了解其他相关主题，请参考以下章节

- 咽痛且没有接触过链球菌性咽喉炎患者（请参考第十九章，咽喉痛）。

- 虽然有接触史，但已超过 10 天（请参考十九章，咽喉痛）。

什么时候致电医生

需要立即致电医生的情况

- 孩子看起来非常虚弱。

- 吞口水都觉得困难。

- 呼吸困难，每一次呼吸都很费劲。

- 发热超过 40.0℃，且服用退热药 2 小时后体温无下降趋势。

- 出现脱水的迹象（口唇干燥，哭时无泪，超过 8 小时未排小便）。

需要 24 小时内致电医生的情况

- 家长认为孩子需要看医生或需要做细菌培养。

- 咽痛厉害，服用布洛芬 2 小时后没有改善。

- 孩子小于 1 岁。

- 耳或鼻窦痛或胀痛。

- 表现出轻微的链球菌性咽喉炎症状（如咽痛、喝奶时哭闹、爱把手伸入口中、颈部淋巴结肿大、发热）。

需要工作时间致电医生的情况

- 家长有其他问题或担忧。

可以在家自行护理的情况

- 虽然与链球菌性咽喉炎患者有接触，但是没有任何症状，家长认为孩子不需要看医生。

家庭护理建议

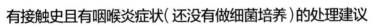

有接触史且有咽喉炎症状（还没有做细菌培养）的处理建议

1. 安心小贴士

- 细菌培养并非急诊检查，合理安排时间去做即可。

- 链球菌性咽喉炎和病毒感染都有可能。
- 感冒也会引起咽痛。
- 在细菌培养结果出来之前，可以试用以下方法安抚孩子。

2. 缓解局部疼痛

- 1 岁以上的孩子可以喝些温热鸡汤或苹果汁。
- 6 岁以上儿童可以含一块奶油硬糖或棒棒糖。
- 8 岁以上儿童可以用温水加点食盐或液体抗酸剂漱口。

3. 止痛药或退热药

如果孩子疼痛厉害或发热超过 39.0℃，可以使用对乙酰氨基酚或布洛芬缓解疼痛或退热（使用剂量请参考附录表 A 和表 E）。

4. 流质食品

由于扁桃体肿大会使固体食物难以下咽，所以此时冷饮和奶昔是上佳的选择。

5. 传染性

孩子可能患有链球菌性咽喉炎，应该暂时在家休息，直到细菌培养结果出来。

6. 如果出现下述任一症状，请致电医生

- 孩子病情恶化。

与链球菌性咽喉炎患者有接触但还未表现出咽喉炎症状儿童的护理

1. 安心小贴士

大多数孩子与链球菌性咽喉炎患者接触，只要不是住在一起密切接触，一般都不会被传染。如果孩子没有任何症状，不需要做细菌培养。

2. 潜伏期

多数孩子与链球菌性咽喉炎患者密切接触后，会在接下来的 2~5 天出现症状。

3. 传染性

可以正常上学。

4. 如果出现下述状况，请致电医生

• 接下来 7 天内，孩子出现任何链球菌性咽喉炎症状。

> 谨记：如果孩子出现任何上述"致电医生"症状中的一项，请致电医生。

第二十一章
牙齿损伤

定义

- 牙齿出现损伤。

牙齿损伤的类型

- **牙齿松动**：牙龈部位可能有一点渗血，通常会自己长稳固。
- **牙齿移位**：最常见的是被撞得向内凹陷。
- **牙齿断裂**。
- **牙齿脱落**：恒牙脱落需要去牙科急诊。

恒牙脱落的急救建议

- 脱落的牙齿在外界只能"存" 2 小时，必须尽快重新植入。如果去医院需要超过 30 分钟，请把牙齿重新插回原来的位置，记得使用以下方法：
  - ——用唾液或清水冲干净（注意，千万不要去擦牙齿表面）。
  - ——重新插入牙槽，正反位置要正确。
  - ——用拇指轻轻地往下压，直到牙冠与周边的牙齿一样高。
  - ——到医院前，让孩子咬住一卷纱布固定牙齿。
- **注意**：乳牙不能重新植入。

脱落恒牙的运输

- 如果脱落的恒牙插不回去，请按以下方法保存运输：
  - ——关键是保湿，保持脱落的恒牙湿润，不要让它变干。
  - ——把脱落的恒牙放入牛奶或唾液中（根据 2003 年美国牙科协会建议：最好是牛奶）。

——牛奶运输法 1（首选）：把牙齿和牛奶装在一个小塑料袋里，然后把袋子放在一杯冰水中。

——牛奶运输法 2：把牙齿直接放在一杯冷牛奶中。

——唾液运输法 1：把牙齿放在孩子的嘴里含着（小心不要吞下）（注意：只有超过 12 岁的孩子才可以使用这种方法，以免误吸造成窒息）。

——唾液运输法 2：把牙放在一个杯子中，让孩子往杯子里吐唾液，保持牙齿湿润。

什么时候致电医生

需要立即致电医生的情况

- 家长认为孩子牙齿损伤严重。
- 恒牙脱落（原因：需要尽快植入，恒牙在外的"生存"期限是 2 小时）（请参考急救建议）。
- 恒牙松动厉害，几乎快掉了。
- 乳牙松动厉害，几乎快掉了。
- 出血，直接按压 10 分钟后无法止血。
- 牙齿严重移位。
- 牙齿偏离正常位置，影响正常咬合。
- 剧烈疼痛。
- 孩子小于 1 岁。

需要 24 小时内致电医生的情况

- 家长认为孩子需要看牙医。
- 乳牙受伤脱落（原因：虽然不能植入乳牙，但需要检查是否伤及恒牙）。
- 牙齿稍微偏离正常位置。

- 可以看到牙齿有裂缝。
- 用手轻推牙齿时，感觉牙齿明显松动。

需要工作时间致电医生的情况
- 牙齿对冷刺激很敏感。
- 牙齿颜色变深。
- 家长有其他问题或担忧。

如果出现下述状况，建议在家自行护理
- 牙齿轻微损伤，家长认为孩子不需要看医生。

家庭护理建议

1. 局部冷敷

可以将冰块或冰棒放在受伤的牙床来止痛，保持 20 分钟。

2. 使用止痛药

如果冷敷后仍痛，可以口服对乙酰氨基酚或布洛芬。

3. 给予流质食品

牙齿松动时应避免咬硬物，可以给孩子吃 3 天流质食品，3 天后牙齿应该长稳固了。

4. 如果出现下述任一状况，请致电牙医

- 疼痛加重。
- 牙齿对于冷热刺激反应敏感。
- 牙齿颜色变深。
- 孩子病情恶化。

谨记：如果孩子出现上述"致电医生"症状中的任意一项，请致电医生。

第六部分

胸部和呼吸系统

第二十二章

哮喘

定义

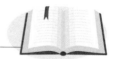

- 孩子哮喘发作。
- 除非孩子曾被医生诊断为哮喘、哮喘性支气管炎或反应性气道疾病，否则不需要参考这章。

主要症状

- 典型症状就是喘息或呼吸时发出口哨声一样的 (呼呼) 声音。
- 咳嗽也可能是哮喘发作的第一个症状。

可能引起哮喘发作的原因

- 病毒性呼吸道感染疾病。
- 接触动物 (尤其是猫)。
- 烟草烟雾或薄荷味的香熏。
- 花粉。
- 空气污染 (如谷仓、马戏团、柴炉、脏地下室)。

哮喘严重程度分级

- **轻微**：平静的时候没有急促的呼吸 (呜咽) 声，行走、运动的时候有轻微呜咽声，能说完整的句子，可以躺平，只有用听诊器才能听到喘鸣 (绿色区：峰流速是基线或个人最好水平的 80%~100%)。
- **中度**：安静时有急促呼吸声，只能短语，宁愿坐着 (不能躺平)，能听到喘鸣 (黄色区：峰流速是基线的 50%~80%)。
- **严重**：休息的时候呼吸明显急促，只能说单个的词语 (呼吸很用力)，通常有大声地喘息，有时喘息小声些，因为气道里气流减少 (红色区：峰流速低于基线的 50%）。

什么时候致电医生

如果出现下述任一状况（孩子可能需要救护车），请拨打急救电话 120

- 呼吸严重困难（每一次呼吸都很费力，由于呼吸用力无法说话或哭泣，而且伴有"咕咕"的喘息声）。
- 孩子晕倒或嘴唇、舌头青紫。
- 食物过敏或蜜蜂蜇伤后突然喘息。

如果孩子出现下述任一状况，请立即致电医生

- 孩子看起来很不舒服。
- 孩子出现和之前入院时同样的哮喘发作。
- 呼吸困难，而且进行雾化吸入治疗后 20 分钟没有改善。
- 峰流速低于 50% 的基线（个人最好）（红色区域）。
- 进行雾化吸入治疗后，峰流速处于基线的 50%~80%（黄色区域）。
- 喘息（在房间里也能听到），进行雾化吸入治疗 20 分钟没有改善。
- 咳嗽连续不断，影响孩子玩耍或睡觉，而且进行雾化吸入治疗之后没有改善。
- 严重胸痛。
- 需要频繁使用哮喘药（喷雾器或吸入器），间隔时间小于 4 小时。
- 发热超过 40.0℃，服用退热药 2 小时后没有改善。

如果出现下述任一状况，请在 24 小时内致电医生

- 家长认为孩子需要看医生。
- 治疗后轻微喘息，持续超过 24 小时。
- 鼻窦疼痛（不仅是鼻窦堵塞）。
- 发热超过 3 天。

- 退热后 24 小时又复发。

如果出现下述任一状况，请在工作时间内致电医生

- 家长有其他问题或担忧。
- 没有制订好哮喘应急行动计划。
- 使用的吸入器没有准纳器。
- 由于哮喘，孩子上学每月都会缺席一天及以上。
- 限制了孩子的锻炼或运动。
- 哮喘发作频繁，导致孩子从睡梦中醒来。
- 每月使用吸入器超过 1 次。
- 没有做过哮喘检查超过 1 年。

如果孩子出现下述状况，建议在家自行护理

- 轻度哮喘发作，家长认为孩子暂时不需要看医生。

哮喘的家庭护理建议

1. 哮喘急救用药

- 在孩子出现任何征兆，如开始咳嗽或呼吸急促时（不要等到出现喘息），给孩子使用快速缓解药物（如沙丁胺醇吸入器、喷雾器）（原因：早期治疗能够缩短哮喘发作时间）。
- 对患有哮喘的孩子来说，最好的"咳嗽药"就是哮喘药。
- 遵循孩子的哮喘应急行动计划。
- 使用含有沙丁胺醇的吸入器，间隔几分钟使用 2 次，每 4~6 小时用一次药。
- 继续使用哮喘急救药物，直到孩子 48 小时内没有喘息或咳嗽。
- 准纳器：坚持使用准纳器，它能把双倍的药物送入肺部。

2. 哮喘控制用药

如果孩子正在使用哮喘控制药品（如吸入激素、色甘酸），请继续

遵照医嘱用药。

3.控制花粉症

对于过敏性鼻炎,也可以使用抗组胺药(原因:如果不好好控制鼻过敏,会加重哮喘)。

4.补充液体

鼓励孩子正常喝水(原因:防止肺部黏液变稠)。

5.空气加湿器

如果空气干燥,可以使用空气加湿器(原因:防止上呼吸道干燥)。

6.避免或消除过敏原

给孩子洗澡洗头发,清除身上的花粉、动物皮屑或其他过敏原。避免接触已知的哮喘发作诱因(如烟草烟雾、羽毛枕头)。哮喘发作的时候避免运动。

7.预期康复过程

如果一开始就积极治疗,多数哮喘能迅速得到控制。喘息应该在5天内消失。

8.如果出现下述任一状况,请致电医生

- 出现呼吸困难。
- 频繁使用吸入型哮喘药(喷雾器或吸入器),每次间隔小于4小时。
- 喘息持续超过24小时。
- 孩子的情况变得更差。

> **谨记:如果孩子出现任何上述"致电医生"症状中的一项,请致电医生。**

第二十三章

咳嗽

定义

- 咳嗽是气体和分泌物从肺里通过气道咳出并发出声音。
- 一次咳嗽痉挛能够造成超过 5 分钟的连续咳嗽。

可能的原因

- 多数急性咳嗽是感冒的一个症状，多是呼吸道病毒感染（病毒性支气管炎）。
- 其他常见原因有：喉炎、毛细支气管炎、哮喘、过敏性咳嗽、百日咳等。

咳痰

- 咳出黄色或绿色的痰，是病毒性支气管炎在恢复的表现。这表明被病毒感染破坏的气管黏膜随着咳嗽被带出来，而且已经有新的黏膜形成。
- 对于健康的儿童，细菌不会导致支气管炎，所以抗生素并不适用于咳黄色或绿色痰的感冒儿童。
- 治疗咳嗽最主要的方法就是多喝水，要鼓励孩子多喝水。在房间可以放置一台空气加湿器（如果空气干燥的话），或喝温热的鸡汤、苹果汁缓解咳嗽痉挛（如果孩子大于 1 岁的话）。

孩子返校

- 退热后，孩子感觉良好且可以参加正常活动，就可以返回学校。事实上，咳嗽和感冒是无法预防的。

如果想了解其他相关主题，请参考以下章节

- 出现喘鸣（呼吸时有刺耳的声音）（请参考第二十四章，喉炎）。
- 犬吠样咳嗽声，声音沙哑（请参考第二十四章，喉炎）。
- 之前被确诊患有哮喘（请参考第二十二章，哮喘）。

什么时候致电医生

如果孩子出现下述任一状况，请拨打急救电话 120

- 呼吸严重困难（每一次呼吸都很费力，由于呼吸用力无法说话或哭泣，而且伴有"咕咕"的喘息声）。
- 孩子晕倒或呼吸停止。
- 不咳嗽时，口唇发绀。

如果出现下述任一状况，请立即致电医生（无论白天还是夜晚）

- 孩子看起来很不舒服。
- 喉咙被小东西卡住，咳不出来。
- 孩子小于 1 岁，呼吸困难，而且清洗鼻腔之后也没有改善。
- 不咳嗽时，也表现出呼吸困难。
- 咳嗽时，口唇发绀。
- 每次呼吸时，肋骨都像在被拉扯，跟着上下起伏。
- 胸痛导致不能深呼吸。
- 严重胸痛、咳血或喘息。
- 免疫系统不全的孩子（如患镰状细胞病、艾滋病，化疗、器官移植、长期使用类固醇）。
- 小于 3 个月孩子发热腔温高于 38.0℃（注意：没有看医生前，不能给宝宝使用任何退热药）。
- 发热超过 40.0℃，服用退热药 2 小时后没有改善。

如果孩子出现下述任一状况，请在 24 小时内致电医生

- 家长认为孩子需要看医生。
- 连续不停地咳嗽。
- 孩子小于 3 个月。
- 耳痛或鼻窦疼痛 (不仅是鼻窦堵塞)。
- 发热超过 3 天。
- 退热 24 小时后又复发。
- 孩子即使不咳嗽，也出现胸痛。

如果出现下述任一状况，请在工作时间内致电医生

- 家长有其他问题或担忧。
- 咳嗽导致孩子 3 天或以上没有上学。
- 出现鼻过敏的症状。
- 咳嗽持续超过 3 周。

如果出现下述状况，建议在家自行护理

- 咳嗽，没有并发症，家长认为孩子不需要看医生。

咳嗽的家庭护理建议

1. 安心小贴士

- 咳嗽是感冒的症状之一。
- 咳出痰液非常重要，可以保护肺部免受感染。
- 鼓励咳嗽、咳出痰，不要阻止孩子这样做。

2. 自制止咳药

- 目标是减少刺激、喉咙干痒导致的咳嗽。
- 3 个月到 1 岁的儿童可以喝温热、清澈的液体 (如温水、苹果汁) 润喉，缓解咳嗽。咳嗽时每次 1~3 茶匙 (5~15 毫升)，1 天 4 次。1 岁以内的孩子不能喝蜂蜜。

- 1~6 岁的儿童可以使用蜂蜜，根据需要自制止咳药，每次 0.5~1 茶匙（2.5~5 毫升）。喝蜂蜜可以稀释和松解喉咙里的分泌物（如果没有蜂蜜，可以用玉米糖浆替代）。
- 6 岁以上的儿童可以使用止咳药，减少喉咙刺激（如果没有止咳药，可以用硬糖替代）。

3. 非处方止咳药（右美沙芬）

- 不推荐使用非处方止咳药（原因：没有证据表明对儿童有效，而且 4 岁以下的儿童没有获得批准使用）[美国食品和药品监督管理局（FDA），2008]。
- 蜂蜜已被证明能有效止咳。
- 如果决定给孩子使用止咳药，而且孩子大于 4 岁，建议选择购买含有右美沙芬（DM）的止咳药。大部分非处方咳嗽糖浆都有这种成分。
- 使用指示：只有在咳嗽严重，影响睡觉、学习或工作时使用。
- DM 剂量：使用剂量请参考附录表 C，咳嗽严重影响正常作息时使用，每 6~8 小时使用 1 次。

4. 缓解咳嗽痉挛

- 让孩子处于温暖湿润的环境中（如雾蒙蒙的浴室）。
- 如果孩子大于 3 个月，可以喝温热的液体（如温水、苹果汁）。
- 用量：3 个月到 1 岁的孩子，咳嗽时每次喝 1~3 茶匙（5~15 毫升），1 天 4 次；大于 1 岁的孩子，没有限制，鼓励孩子多喝水。
- 原因：可以让呼吸道放松，同时稀释呼吸道里的痰液。

5. 预防呕吐

咳嗽严重导致呕吐的时候，减少喂养食物量（例如婴儿，每次不超过 60 毫升奶）（原因：咳嗽导致呕吐，大多与孩子吃得太饱有关）。

6. 补充液体

鼓励孩子多喝水，防止脱水。这也会稀释和减少呼吸道的黏液。

7. 使用空气加湿器

如果空气干燥，建议使用加湿器（原因：干燥的空气会加重咳嗽）。

8. 使用退热药

如果发热超过 39.0℃，可以使用对乙酰氨基酚（如泰诺林）或布洛芬（如艾德维尔）（使用剂量请参考附录表 A 和表 E）。

9. 避免烟草环境

主动或被动吸烟都会加重咳嗽。

10. 传染性

孩子退热后，感觉良好，可以参加正常的活动，就可以正常上学或上幼儿园。实际上，咳嗽和感冒是无法预防的。

11. 额外建议

过敏性咳嗽可使用抗阻胺药。

- 抗组胺药可以在 1 小时内控制过敏性咳嗽、过敏性鼻炎的症状。
- 苯海拉明、扑尔敏（CTM）等药品非常有效，都是非处方药。
- 需要每 6~8 个小时使用一次（使用剂量请参考附录表 B 和表 D）。

12. 预期康复过程

- 病毒性支气管炎引起的咳嗽需要 2~3 周才能痊愈。
- 有时孩子会咳出痰（黏液），痰液通常为灰色、黄色或绿色。
- 抗生素对此不起作用。

13. 如果出现下述任一状况，请致电医生

- 出现呼吸困难。
- 出现喘息。
- 咳嗽持续超过 3 周。
- 孩子的情况变得更差。

谨记：如果孩子出现上述"致电医生"症状中的任意一项，请致电医生。

第二十四章

喉炎

定义

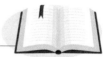

- 病毒感染引起喉部炎症（喉头）。
- 孩子发出"空空空"的带回声的咳嗽，低声调似犬吠。
- 哭闹声音嘶哑（喉炎）。

喉炎的并发症喘鸣

- 喘鸣是孩子吸气时发出的一种刺耳、难听的声音。
- 大声、连续喘鸣表明孩子患有严重的喉炎。
- 治疗喘鸣需要温暖的雾化。
- 请参考治疗中的急救建议。

可能的原因

- 通常是副流感病毒感染导致。

孩子返校

- 孩子退热后，感觉良好，可以参加正常的活动，就可以让孩子正常上学或上幼儿园。实际上，喉炎和感冒是无法预防的。

如果想了解其他相关主题，请参考以下章节

- 咳嗽声听起来不像喉炎（请参考第二十三章，咳嗽）。

喘鸣（呼吸时发出刺耳的声音）或连续咳嗽的急救建议

- 带孩子去有蒸汽的浴室（桑拿房等）洗 20 分钟热水澡。其他选择：可以放置一个湿的热毛巾在孩子脸部附近，或使用加了温水的空气加湿器。

- **注意**：避免过热的水或蒸汽，避免烫伤或使体温升高。
- 如果暖雾效果不明显，可以呼吸一下冷空气，站在开了门的冰箱前面，或天气冷的时候带孩子到室外站几分钟。

什么时候致电医生

如果孩子出现下述任一状况（孩子可能需要救护车），请拨打急救电话 120

- 呼吸严重困难（每一次呼吸都很费力，由于呼吸用力无法说话或哭泣，出现连续严重的喘鸣）。
- 孩子晕倒过或呼吸暂停。
- 不咳嗽时，口唇发绀。
- 孩子被蜜蜂蜇伤用药或食用过敏食物之后喉炎突然发作。
- 孩子流口水、吐痰或吞咽非常困难（出牙导致流口水除外）。

如果出现下述任一状况，请立即致电医生（无论白天还是夜晚）

- **注意**：出现任何喘鸣、呼吸困难或严重咳嗽，都请参考前面的急救建议。
- 出现喘鸣（呼吸时发出刺耳的声音）。
- 孩子看起来很不舒服。
- 孩子的喉咙被小东西卡住。
- 呼吸困难（孩子未满 1 岁），清洗鼻腔后也没有改善。
- 没有咳嗽，出现呼吸困难（孩子大于 1 岁）。
- 咳嗽时，嘴唇发青紫。
- 每次呼吸时，肋骨都像在被拉扯着，跟着上下起伏。
- 孩子不能低头。
- 严重胸痛。

- 小于 6 个月的孩子出现喘鸣。
- 免疫缺陷的孩子(如患镰状细胞病、艾滋病、化疗、器官移植、长期使用类固醇激素药物)。
- 发热超过 40.0℃，而且服用退热药 2 小时后没有改善。
- 小于 3 个月的孩子肛温高于 38.0℃（注意：宝宝没有看医生前，不能给任何退热药)。

如果出现下述任一状况，请在 24 小时内致电医生

- 家长认为孩子需要看医生。
- 孩子以前出现假膜性喉炎时需要使用地塞米松治疗。
- 出现过喘鸣(呼吸时发出刺耳的声音)，但现在没有了。
- 连续不停地咳嗽。
- 孩子小于 3 个月，出现咳嗽。
- 开始出现耳痛。
- 发热超过 3 天。
- 退热超过 24 小时又复热。

如果出现下述任一状况，请在工作日致电医生

- 家长有其他问题或担忧。
- 经常发生喉炎(已经发生 3 次以上)。
- 犬吠样咳嗽超过 14 天。

如果孩子出现下述状况，建议在家自行护理

- 轻微的喉炎，没有并发症，家长认为孩子暂时不需要看医生。

喉炎的家庭护理建议

1. 安心小贴士

- 大部分患有喉炎的孩子，只会表现出类似犬吠的咳嗽声。
- 有一部分孩子会出现呼吸急促(喘鸣)。

- 记住咳出痰液很重要，可以保护肺部免受肺炎感染。
- 鼓励孩子咳嗽把痰咳出来，不要阻止。

2. 使用空气加湿器

如果空气干燥，可以在孩子的房间放置一个空气加湿器（原因：空气干燥会让喉炎咳嗽更严重）。

3. 自制止咳药

- 目标是减少刺激、喉咙干燥发痒导致干咳。
- 3个月到1岁的儿童可以喝温热、清澈的液体（如温水、苹果汁）润喉，缓解咳嗽。咳嗽时每次1~3茶匙（5~15毫升），1天4次。1岁以内的孩子不能喝蜂蜜。
- 1~6岁的儿童可以使用蜂蜜，根据需要自制止咳药，每次0.5~1茶匙（2.5~5毫升）。蜂蜜可以稀释和松解喉咙里的分泌物（如果没有蜂蜜，可以用玉米糖浆替代）。
- 6岁以上的儿童可以使用止咳药，减少咽喉刺激（如果没有止咳药，可以用硬糖替代）。

4. 非处方止咳药（右美沙芬）

- 不推荐使用非处方止咳药（原因：没有证据表明对儿童有效），4岁以内的儿童禁止使用［考虑到其副作用和风险，美国食品和药品监督管理局（FDA）没有批准］。
- 蜂蜜已被证实能有效止咳。
- 如果家长决定给孩子使用止咳药，而且孩子大于4岁，建议选择含有右美沙芬（DM）的止咳药。大部分非处方咳嗽糖浆都有这种成分。
- 使用说明：只有在咳嗽严重，影响睡觉、学习或工作时使用。
- DM剂量：使用剂量请参考附录表C，咳嗽严重影响作息时使用，每6~8小时使用一次。

5. 咳嗽痉挛

- 让孩子处于温暖湿润的环境中（如雾蒙蒙的浴室）。
- 如果孩子大于 3 个月，可以喝温热的液体（如温水、苹果汁）。
- 用量：3 个月到 1 岁的孩子，咳嗽时每次喝 1~3 茶匙（5~15 毫升），1 天 4 次；大于 1 岁的孩子，没有限制，鼓励孩子多喝水。
- 原因：可以让呼吸道放松，同时稀释呼吸道里的痰液。

6. **补充液体**

鼓励孩子多喝水，防止脱水。这也会稀释和减少呼吸道的黏液。

7. **退热药**

如果发热超过 39.0℃，可以使用对乙酰氨基酚（如泰诺林）或布洛芬（如艾德维尔）（使用剂量请参考附录表 A 和表 E）。

8. **夜间观察**

与孩子睡在同一个房间几个晚上（原因：夜晚突然出现喘鸣时方便处理）。

9. **避免烟草环境**

主动或被动吸烟都会加重咳嗽。

10. **传染性**

孩子退热后，感觉良好，可以参加正常的活动，就可以让孩子正常上学或上幼儿园。实际上，咳嗽和感冒的传播是无法预防和阻止的。

11. **预期康复过程**

喉炎通常会持续 5~6 天，而且可能在晚上加重。

12. **如果出现下述任一症状，请致电医生**

- 出现喘鸣（呼吸时声音刺耳）。
- 咳嗽持续超过 14 天。
- 孩子的情况变得更差。

　　谨记：如果孩子出现上述"致电医生"症状中的任意一项，请致电医生。

第二十五章
流行性感冒

定义

- 流行性感冒（流感）是一种呼吸系统。包括鼻、喉咙、气管和支气管等被病毒感染导致的疾病。
- 家长认为孩子患有流感，因为其他家庭成员感染了。
- 家长认为孩子患有流感，因为流感正在该社区暴发流行。

症状
- 主要症状是流鼻涕、喉咙痛、咳嗽和发热。如果不发热，孩子可能就不是患的流感。
- 与普通感冒相比，肌肉疼痛、头痛、发热和畏寒等症状更明显。

可能的原因
- 流感病毒感染，而且流感病毒每年都会变化。

接种流感疫苗进行预防
- 每年接种流感疫苗，能有效预防 70%~90% 的流感病毒感染。
- 建议大于 6 个月的儿童每年接种流感疫苗。
- 新的流感疫苗通常在每年的 10 月份接种。

诊断：如何判断孩子是否患有流感
- 如果流感正在你所在的社区暴发流行，而且孩子出现流感症状伴有发热，这就表明孩子可能得了流感。不需要进行任何特殊的测试。如果你的孩子处于流感并发症高风险中（请参考下面并发症高风险列表)，应该立即致电医生。而对于并发症低风险的孩子，暂时不需要致电医生或带孩子去看医生，除非孩子病情发展到出现流感并发症(请参考"什么时候致电医生"部分)。

孩子患流感可能出现并发症的高风险列表

- 如果孩子满足以下任一条件，则被视为处于流感并发症高风险中。

——患有肺部疾病(如哮喘)。

——患有心脏病(如先天性心脏病)。

——患有癌症或免疫力低下。

——患有神经、肌肉方面的疾病(如肌肉萎缩症)。

——患有糖尿病、镰状细胞病、肾病或肝病。

——因病需要长期服用阿司匹林治疗。

——孕妇。

——未满 2 岁的健康儿童［美国疾病预防和控制中心(简称美国疾控中心，CDC)，2009 年 9 月］。注意：其他所有儿童则是并发症低风险人群。

治疗流感的抗病毒处方药品

- 出现流感症状后，必须在 48 小时内使用抗病毒药物(如达菲)，这样更有效。
- 美国疾控中心建议这些药物可以用于任何症状严重的患者，包括并发症高风险的儿童(参考前面的列表)。
- 美国疾控中心不推荐并发症低风险的孩子在出现轻微流感症状时使用抗病毒药物。
- 这些抗病毒药物的效果是有限的，通常只能缩短孩子生病的时间，且只缩短 1~1.5 天。而且只能减轻症状，不能治愈疾病。
- **副作用**：会导致约 10% 的儿童呕吐。

孩子返校

- 孩子退热 24 小时后，感觉良好，可以参加正常的活动，就可以让孩子上学或上幼儿园。
- 流感传播速度非常快，而且潜伏期只有 2 天（范围：1~4 天），病毒传染力极强。

如果想了解其他相关主题，请参考以下章节

- 出现疑似接种流感疫苗的不良反应（请参考第三十八章，免疫接种反应）。

什么时候致电医生

如果出现下述任一状况（孩子可能需要救护车），请拨打急救电话 120

- 呼吸严重困难（每一次呼吸都很费力，由于呼吸用力无法说话或哭泣，每次呼吸都发出"咕咕"的声音）。
- 即使没有咳嗽，孩子的嘴唇或脸部发绀。

如果孩子出现下述任一症状，请立即致电医生（无论白天还是夜晚）

- 孩子看起来很不舒服。
- 呼吸困难（孩子小于 1 岁），而且清洗鼻腔之后也没有改善。
- 没有咳嗽时，出现呼吸困难（孩子大于 1 岁）。
- 呼吸变得非常急促。
- 咳嗽的时候，嘴唇或脸部变得青紫。
- 出现喘息（呼气时发出刺耳的呼呼声）。
- 出现喘鸣（吸气的时候发出刺耳、沙哑的声音）。
- 每次呼吸时，肋骨都像被拉扯着，跟着上下起伏。

- 胸痛，不能进行深呼吸。
- 疑似脱水（超过 8 小时没有小便，口很干，哭泣时没有眼泪，病恹恹的）。
- 免疫系统低下的儿童（如患有镰状细胞病、艾滋病、化疗、器官移植、长期使用类固醇激素）。
- 严重的并发症高风险儿童如慢性肺病（轻度哮喘除外）、心脏病、卧床不起的患者。
- 小于 3 个月的婴幼儿肛温高于 38.0℃（注意：宝宝没有看医生之前，不能使用退热药）。
- 发热超过 40.0℃，使用退热药 2 小时后没有改善。

如果孩子出现下述任一症状，请在 24 小时内致电医生

- 家长认为孩子需要看医生。
- 孩子属于流感并发症高风险的儿童（儿童患有慢性病，参考第 109 页列表，或小于 2 岁的健康儿童）。
- 连续不停地咳嗽。
- 小于 3 个月的婴幼儿咳嗽。
- 耳痛，或耳内流出液体。
- 出现鼻窦疼痛（不仅是鼻窦堵塞）。
- 发热超过 3 天。
- 退热超过 24 小时又复热。

如果出现下述任一症状，请在工作时间致电医生

- 家长有其他问题或担忧。
- 孩子大于 6 个月，需要注射流感疫苗。
- 咳嗽导致孩子超过 3 天没有上学。
- 流鼻涕持续超过 2 周。
- 咳嗽持续超过 3 周。

- 流感症状持续超过 3 周。

如果出现下述症状，建议在家自行观察护理

- 可能得了流感，但是没有出现并发症，而且孩子处于并发症低风险中，家长认为孩子暂时不需要看医生。

流行性感冒的家庭护理建议

1. 安心小贴士

- 流感正在你所在的社区流行，孩子如果出现流感症状（咳嗽、喉咙痛、流鼻涕、发热），那说明孩子可能得了流感。
- 不需要做特殊测试。
- 不需要致电医生或带孩子去看医生，除非孩子出现流感并发症（如耳痛、呼吸困难等）。
- 对于健康的人来说，流感的症状跟普通感冒的症状类似。
- 与普通感冒相比，流感来得更突然，症状也更严重。患者通常在前 3 天会非常不舒服。
- 流感治疗取决于孩子表现出的主要症状，通常与其他呼吸道病毒感染没有什么区别。
- 卧床休息不是必要的，视情况而定。

2. 流大量鼻涕：擤鼻涕或吸鼻涕

- 鼻涕可以带走鼻腔和鼻窦里面的细菌和病毒，所以很有必要擤出鼻涕。对于还不会擤鼻涕的年幼的孩子，可以用球形吸鼻器帮其清除鼻涕。
- 用吸鼻器帮助孩子清理鼻涕时，动作要轻柔，可以抹点凡士林保护鼻腔内壁。
- 抹凡士林前要清理干净鼻腔。

3. 鼻塞时，清洗鼻腔保持畅通

- 使用生理盐水滴鼻液或喷雾让干燥的鼻涕湿润松软。如果没有，也可以直接用温水清洗。
- 第一步：每侧鼻孔滴 3 滴滴鼻液（如果宝宝小于 1 岁，1 次滴一侧，滴 1 滴）。
- 第二步：捏住一侧鼻孔擤鼻子；然后再擤另外一侧。
- 第三步：重复滴入滴鼻液体，擤鼻子，至擤出来的是清水。
- 清洗频率：鼻腔堵塞导致孩子无法用鼻子呼吸时，就要清洗鼻腔。
- 生理盐水滴鼻液或喷雾都是非处方药。
- 也可以自制生理盐水滴鼻液，用半茶匙食盐（2.5 毫升）兑 1 杯（240 毫升）温开水即可。
- 使用滴鼻液的原因：擤鼻子或吸鼻器无法清除干燥的黏稠的鼻涕。
- 另一种选择：使用空气加湿器。让孩子呼吸湿润的空气，同时可以让鼻腔湿润，然后再擤鼻子。
- 对于年幼的孩子，还可以用湿棉签来清除鼻腔里的黏液。
- 关于小婴儿的重要提示：鼻子不通的时候，不要用奶瓶给孩子喝水喝奶。

4. 感冒药

- 对于任何年龄阶段的孩子，都不推荐使用感冒药（原因：感冒药可能无效，而且不能清除鼻腔里面的黏液，冲洗鼻子则可以）。
- 抗组胺类药品是没有用的，除非孩子是鼻过敏。
- 减充血剂药品：不推荐使用非处方的口服减充血剂药品（伪麻黄碱或去氧肾上腺素）。尽管这些药可以缓解部分孩子的鼻塞状况，但是都有副作用。
- 年龄限制：4 岁以内的孩子，千万不要使用任何咳嗽和感冒药（原因：不安全而且没有取得美国食品和药品监督管理局的批准）（任何年龄阶段的人都要避免使用含复方成分的药品）。
- 不用抗生素：抗生素没有帮助。除非宝宝出现耳或鼻窦感染。

5. 自制止咳药

- 目标：减少刺激、喉咙干燥发痒导致干咳。
- 3 个月到 1 岁的儿童可以喝温热、清澈的液体（如温开水、苹果汁）润喉，缓解咳嗽。咳嗽时每次 1~3 茶匙（5~15 毫升），一天 4 次。1 岁以内的孩子不能喝蜂蜜。
- 1~6 岁的儿童可以使用蜂蜜。根据需要自制止咳药，每次 0.5~1 茶匙（2.5~5 毫升）。蜂蜜可以稀释和减少咳嗽时喉咙里的分泌物（如果没有蜂蜜，也可以用玉米糖浆替代）。
- 6 岁以上的儿童：可以使用止咳药，减少喉咙刺激（如果没有止咳药片，也可以用硬糖替代）。

6. 缓解喉咙痛

对于轻微的喉咙痛，1 岁以上的孩子可以喝些温热的鸡汤，6 岁以上的孩子可以吃硬糖。对于中等程度的喉咙痛，可以使用布洛芬（如艾德维尔），效果非常好（使用剂量请参考附录表 E）。

7. 补充液体

鼓励孩子多喝水，防止脱水。

8. 退热药

- 发热超过 39.0℃或不舒服时，可以使用对乙酰氨基酚（如泰诺林）或布洛芬（如艾德维尔）（使用剂量请参考附录表 A 和表 E）。
- 避免使用阿司匹林，因为这种药与急性瑞氏综合征密切相关。
- 发热时需要多给孩子喝水，不要穿太多衣物或盖毯子（避免捆绑）。

9. 止痛药

如果出现疼痛（如肌肉酸痛、头痛），根据需要，可以每 4 小时 1 次使用对乙酰氨基酚（如泰诺林）或每 6 小时 1 次使用布洛芬（如艾德维尔）来缓解疼痛（使用剂量请参考附录表 A 和表 E）。

10. 治疗流感的抗病毒处方药

- 出现流感症状后，必须在 48 小时内使用抗病毒药物（如达菲），这样更有效。

- 美国疾控中心（CDC）建议这些药物可以用于任何症状严重的患者，包括并发症高风险的儿童（参考前面的列表）。
- 美国疾控中心（CDC）不推荐并发症低风险的孩子在出现轻微流感症状时使用抗病毒药物。
- 这些抗病毒药物的效果是有限的，通常只能缩短孩子生病的时间，只缩短 1~1.5 天。而且只能减轻症状，不能治愈疾病。
- 副作用：会导致约 10% 的儿童呕吐。

11. 传染性

- 流感传播迅速，潜伏期只有 2 天，病毒传染力极强。
- 孩子退热 24 小时后，感觉良好，可以参加正常的活动，就可以让孩子正常上学或上幼儿园。

12. 预期康复过程

- 流感会引起咳嗽，一般会持续 2~3 周。
- 有时孩子会咳出痰（黏液），痰液通常呈灰色、黄色或绿色。
- 咳出痰液非常重要，可以保护肺部免受感染。
- 鼓励孩子咳嗽咳出痰，不要阻止。
- 发热一般会持续 2~3 天，流鼻涕会持续 7~14 天。

13. 预防：如何保护自己免于生病

- 经常用肥皂和清水洗手。
- 用含酒精的洗手液也有效。
- 避免接触眼、鼻或口，手上有细菌，会以接触的方式传播。
- 尽量避免与患者密切接触。
- 如果没有患流感，尽量避免去急诊室和紧急护理中心，因为这些地方更容易让你暴露于流感病毒环境中。

14. 预防：如果得了流感在家休息，如何保护其他人呢

- 咳嗽和打喷嚏时，用纸巾盖住口鼻。

- 经常用肥皂和清水洗手，尤其在咳嗽或打喷嚏后。
- 限制接触别人，以免传染给他们。
- 退热后，需要在家休息至少 24 小时，才能上学或上班（美国疾控中心，2009 年 8 月）。

15. 如果出现下述状况，请致电医生

- 出现呼吸困难或变得急促。
- 呼吸时肋骨有伸缩反应，上下起伏很大（肋骨好像被拉扯着）。
- 出现脱水迹象。
- 出现耳痛或鼻窦疼痛。
- 发热持续超过 3 天。
- 流鼻涕持续超过 14 天。
- 咳嗽持续超过 3 周。
- 孩子的情况变得更差。

> 谨记：如果孩子出现上述"致电医生"症状中的任意一项，请致电医生。

第七部分

腹部

第二十六章

腹痛

定义

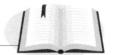

- 肋弓以下到腹股沟以上的部位疼痛或不舒服。
- 大一些的孩子会说肚子痛。
- 年幼的孩子应该会指向或拖着腹部。

可能的原因

- **消化不良**：消化不良或暴饮暴食会导致轻微的腹痛。
- **肠胃炎**：胃肠病毒感染引起胃痉挛、呕吐或腹泻。
- **食物中毒**：严重呕吐或腹泻，但持续时间小于 12 小时，通常是由未冷藏的食物中细菌过度繁殖而导致的。
- **便秘**：粪便移动导致下腹部痉挛。
- **链球菌咽喉炎的一种症状**：患链球菌咽喉炎的孩子最高可有 10%出现急性腹痛。
- **阑尾炎、肾脏感染、肠套叠**：如果疼痛部位是在右下方，孩子走路喜欢弯着腰，不敢单脚或双脚跳，喜欢躺着，就要考虑可能是阑尾炎。
- **压力**：经常性胃痛（俗称"焦虑胃"）最常见的原因就是压力。超过10% 的儿童有这样的现象。这些孩子往往非常敏感、认真，而且有责任心，有些甚至是模范。他们更容易感受到日常生活的压力，如换学校、家庭变动或出现矛盾等都会导致这些孩子心窝或肚脐周围疼痛。疼痛比较轻微，但是真的存在。

如果想了解其他相关主题，请参考以下章节

- 孩子出现便秘，而且是主要症状（请参考第二十七章，便秘）。

- 出现腹泻，而且是主要症状（请参考第二十八章，腹泻）。
- 排尿疼痛，腹痛比较轻微（请参考第三十一章，小便疼痛）。
- 孩子呕吐或有恶心想吐的感觉，而且是主要症状（请参考第三十章，呕吐不伴腹泻）。
- 不知原因地哭闹（请参考第一章，哭闹）。

什么时候致电医生

如果孩子出现下述状况（孩子可能需要救护车），请立即拨打急救电话 120

- 孩子无法移动或身体虚弱，以致无法站立。

如果出现下述任一状况，请立即致电医生（无论白天还是夜晚）

- 孩子看起来很不舒服。
- 家长怀疑中毒，可能是植物、药物或化学药品。
- 孩子无法正常行走，走路时弯着腰抱着腹部。
- 疼痛集中在右下腹。
- 阴囊或睾丸部位疼痛、肿胀（男）
- 可能怀孕（女）。
- 腹部任何部位剧痛。
- 持续疼痛（哭闹）超过 2 小时。
- 便血或吐血。
- 呕吐胆汁（亮黄色或绿色）。
- 腹部最近有损伤。
- 孩子未满 2 岁。
- 发热超过 40.0℃，而且服用退热药 2 小时后没有改善。

如果出现下述任一症状，请在 24 小时内致电医生

- 家长认为孩子需要看医生。
- 轻微的疼痛（绞痛），持续超过 24 小时。
- 开始发热。

如果出现下述任一状况，请在工作时间致电医生

- 家长有其他问题或担忧。
- 腹痛经常发作，呈慢性过程。

如果出现下述状况，建议在家自行观察护理

- 轻微腹痛，家长认为孩子暂时不需要看医生。

腹痛的家庭护理建议

1. 安心小贴士

- 轻微腹痛可能就是暴饮暴食或胃胀气导致的。
- 腹痛有时也可能是要呕吐或腹泻的信号，一般是病毒性疾病（肠胃炎）导致。仔细观察孩子 2 个小时，家长一般就能知道原因。

2. 休息

鼓励孩子多卧床休息，直到感觉好些。

3. 喝水

只给孩子提供清淡的饮料（如水、温和的软饮料、半强度的佳得乐）。轻微腹痛的孩子，正常有规律饮食即可。

4. 呕吐准备

可以使用一个呕吐罐子，小一点的孩子常常会把恶心说成腹痛。

5. 排便

鼓励孩子坐在马桶上，尽力排便。如果腹痛是由便秘或腹泻导致的话，排出大便有助于缓解腹痛（注意：如发生便秘，可以让孩子坐在温水中，使肛门放松，有助于排便）。

6.避免用药

任何药物［特别是布洛芬（例如，艾德维尔）］都会刺激胃黏膜，加剧腹痛。出现胃痉挛疼痛，不需要使用任何止痛药或通便药。如果孩子发热超过 39.0℃，可以使用对乙酰氨基酚（如泰诺林）。

7.预期康复过程

腹痛一般没有什么伤害，而且会在 2 小时内解决。胃肠炎（胃肠型感冒）导致的腹痛，可能会在每一轮呕吐或腹泻前导致腹部痉挛，会持续数天。如果有其他严重的原因（如阑尾炎），则疼痛会加剧，而且会持续存在。

8.如果出现下述任一状况，请致电医生

• 腹部疼痛加重。

• 持续疼痛超过 2 小时。

• 疼痛轻微但反反复复，而且持续超过 24 小时。

• 孩子的状况变得更糟。

9.对于"焦虑胃"的特别建议

• 与孩子谈论触发腹痛的事情，帮助孩子在下次遇到时良好应对。

• 帮助孩子减轻对自己无法控制事情的焦虑。

• 教孩子做放松练习（放松身体的每一块肌肉）来缓解疼痛。躺在一个安静的地方，深深地、慢慢地呼吸，想着高兴的事情。听放松教学的 CD 或录音带，可以帮助放松。

• 告诉孩子足够睡眠的重要性。

• 确保孩子不会因胃痛而缺席上学。当有压力性事情发生的时候，感觉到压力的孩子会想待在家里。

• 警告：在你得出孩子是因为担忧而导致经常性胃痛的结论之前，应该给孩子做一个完整的检查。

　　谨记：如果孩子出现上述"致电医生"症状中的任意一项，请致电医生。

第二十七章

便秘

定义

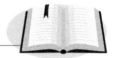

- 排大便时很痛苦或哭泣。
- 用力超过 10 分钟都无法排出大便。
- 超过 3 天没有拉大便（例外：母乳喂养且大于 1 个月的宝宝）。

假性便秘

- 大于 1 个月且母乳喂养的宝宝，经常 4~7 天才大便 1 次。大便柔软不硬，可以正常排出。而小于 1 个月的宝宝，如果大便少，几天才 1 次，通常意味着母乳摄入不足。
- 婴幼儿排便的时候很用力是正常的（原因：宝宝平躺着，没有重力作用，是很难排出大便的）。通常婴儿的脸都会因用力而胀得通红。
- 任何年龄段的人都可能偶尔出现排便时短暂用力，但不到 10 分钟。
- 大便多。粪便的多少与食物的摄入量有关，还和排便的频率有关。摄入多，排出也就多。
- 如果大便比较容易排出，不需要很用力，即使干燥发硬也是正常的。这种情况通常表明摄入的食物纤维不足。甚至还有一些小孩的大便会很干燥，很小粒，就像兔子大便一样。

可能的原因

- 牛奶或奶酪含量丰富的饮食。
- 缺少植物纤维的饮食。
- 憋大便。
- 肠道蠕动缓慢（遗传差异）。

如果想了解其他相关主题，请参考以下章节

- 如果孩子的症状不符合便秘的定义（请参考第二十六章，腹痛）。

什么时候致电医生

如果孩子出现下述任一症状，请立即致电医生（无论白天还是夜晚）

- 孩子看起来很不舒服。
- 腹痛持续超过 1 小时（包括连续哭闹）。
- 直肠疼痛持续超过 1 小时（包括持续用力）。
- 2 小时内呕吐超过 3 次。
- 母乳喂养，但宝宝小于 1 个月。
- 孩子小于 1 岁，最近出现小声哭泣、吮吸力量减弱或肌肉无力。

如果出现下述任一症状，请在 24 小时内致电医生

- 家长认为孩子需要看医生。
- 孩子小于 2 个月（例外：正常用力排便和发出"咕咕"声）。
- 肛裂处出血（撕裂）。
- 有便意，但不敢排便或拒绝排便。
- 孩子可能憋便。

如果出现下述任一状况，请在工作时间致电医生

- 家长有其他问题或担忧。
- 孩子漏便，无法控制。
- 最近需要使用开塞露或灌肠来减轻疼痛。
- 调整饮食后，连续出现不常见的大便状态（例外：宝宝大于 1 个月而且是母乳喂养的，只要排便不痛苦，那就是正常的）。
- 正在进行如厕训练。

- 排便很痛苦，发生过 3 次及更多。
- 便秘是一个长期存在的问题。

如果出现下述状况，建议在家自行观察护理

- 轻微便秘，家长认为孩子暂时不需要看医生。

便秘的家庭护理建议

1. 正常大便

- 只要孩子（1 岁以上）饮食正常，1 天 3 次大便到隔天 1 次大便就都在正常范围。
- 4 天或 5 天 1 次大便的孩子排便时通常会很用力而且很痛，排便时间也长。
- "3 天 1 次" 大便的孩子排便时间间隔通常会越来越长，然后出现便秘症状。
- 对于孩子来说，拉大便应该是一个很有趣的过程，至少不会觉得不舒服。
- 如果孩子排便有任何不舒服或需要很用力，就需要调整孩子的饮食，帮助孩子改善大便状况。

2.1 岁内的宝宝饮食

- 大于 1 个月的宝宝，母乳喂养或配方奶粉喂养，可以适当加点果汁。梨或苹果汁适用于任何年龄阶段（原因：治疗便秘症状）。
- 4 个月以上的宝宝，可以添加点纤维含量高的婴儿食品，1 天 2 次（如豌豆、蚕豆、杏、李子、西梅、桃子、梨）。
- 如果宝宝到吃手指食品的阶段，可以添加谷物和小块的新鲜水果。

3. 大于 1 岁的儿童饮食

- 增加果汁（苹果、梨、樱桃、葡萄、李子）（注：柑橘类果汁不是很有用）。
- 添加纤维含量高的水果和蔬菜（豌豆、蚕豆、花菜、香蕉、杏、桃子、

梨、无花果、梅子、枣),1 天 3 次或更多。

- 增加全麦食品(麦麸、麸皮松饼、全麦饼干、燕麦片、糙米、全麦面包,如果孩子大于 4 岁,也可以吃爆米花)。

- 限制奶制品(牛奶、冰激凌、奶酪、酸奶),1 天最多 3 次。

4.暂停如厕训练

暂时让孩子穿上纸尿裤或把屎、尿。

- 向孩子保证,排便没有任何伤害。

- 孩子成功排便,及时表扬鼓励。

- 避免给孩子压力或进行惩罚,或争论,这样可能会让孩子憋便,不肯坐便盆,或者抗拒训练。

5.鼓励孩子坐马桶如厕(如果孩子已经进行了如厕训练)

餐后让孩子坐马桶 10 分钟,帮助建立正常排便习惯,特别是早餐后。

6.温水浴缓解直肠疼痛

温水能够帮助孩子放松肛门,缓解直肠疼痛,帮助排便。如果排便时间长,可以让孩子坐在温水中或用温暖、湿润的棉球擦肛门周围。

7.调整排便姿势

- 帮助孩子把膝盖紧贴胸部,模拟蹲姿(这是最自然的排便姿势),躺着是很难排出大便的。

- 轻轻弯曲腹部也能帮助排便。

8.如果出现下列状况,请致电医生

- 调整饮食之后,便秘继续存在。

- 孩子的状况变得更糟。

谨记:如果孩子出现上述"致电医生"症状中的任意一项,请致电医生。

第二十八章

腹泻

定义

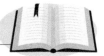

- 腹泻是指排便频率突然增加，而且大便性状也突然变稀。
- 腹泻的主要风险是脱水。
- 松散或柔软的便便不会引起脱水。
- 频繁排水样便就会引起脱水。

可能的原因

- 病毒性胃肠炎（病毒感染胃和肠道）是最常见的原因。
- 细菌感染（如沙门菌、志贺杆菌）也会引起腹泻。主要是食源性细菌，包括弯曲杆菌、沙门菌和大肠埃希菌。
- 食物中毒，吃了含有毒素的食品（冷藏不当的奶油食品），几小时内很快就会出现呕吐和腹泻。腹泻症状通常在24小时内得到控制，不需要去医院治疗。
- 寄生虫感染（疟原虫）偶尔会导致腹泻，特别是上幼儿园的孩子。

如何识别脱水

- 脱水就是指人的身体失去了过多的液体，通常是呕吐或腹泻导致。脱水时损失的水分超过体重的3%，就是脱水。一般来说，轻度腹泻、呕吐或饮水量少一些是不会导致脱水的。
- 脱水是腹泻最主要的并发症。
- **脱水的症状：**
  ——脱水早期最主要的症状就是尿量减少（超过8小时没有排尿），或者尿液颜色变深，呈深黄色、棕黄色。如果尿液颜色清亮，呈淡黄色，表明孩子没有脱水。

——口唇干燥。

——哭的时候眼泪比较少或没有。

——对于婴幼儿来说，还会出现囟门凹陷。

——毛细血管再充盈时间超过 2 秒。这是指：把孩子的拇指指甲按压成白色，等指甲再变成粉红色的时间超过 2 秒。可以向儿科医生请教如何做这个测试。

——烦躁、疲惫或嗜睡。孩子如果是清醒的，是快乐的，会自己玩耍，则没有脱水。

——脱水严重，孩子会变得虚弱，无法站稳，试图站立的时候会觉得头晕。

母乳喂养的宝宝如何定义腹泻

- 母乳喂养的宝宝大便一般都很正常，除非大便含有黏液或血液，或发出新的恶臭味。
- 大便性状松软（常常较稀带有颗粒状物质）、颜色（正常是黄色）和排便频率（通常 1 天超过 6 次）对于判断是否腹泻没有太大帮助。母乳喂养的宝宝正常的时候也可能排出一些绿色的大便，周围有水迹（汁经过快速蠕动的肠道排出来就是绿色的）。
- 最初的 1~2 个月，母乳喂养的宝宝通常会在每次喂养之后大便（然而，如果宝宝排便次数突然增加而且拉稀持续超过 3 次，那说明宝宝可能腹泻了）。
- 腹泻的其他信号，如吃得少、病态或发热。

人工喂养的宝宝如何定义腹泻

- 在第 1 周里，配方奶粉喂养的宝宝通常 1 天排便 1~8 次。然后逐渐减少，到 2 个月大的时候，每天排便次数是 1~4 次。
- 大便是黄色的，与花生酱相似。

- 如果排便次数突然增加，便质稀或为水样便且持续超过 3 次，大便非常稀，像水，而且含有黏液或血液，或发出新的恶臭气味，那就表明人工喂养的宝宝真的腹泻了。
- 腹泻的其他信号：吃得少、病态或发热。
- 大于 2 个月的宝宝，大多数是每天 1~2 次大便或隔天 1 次，不会再出现轻微腹泻。

孩子返校

- 孩子退热且大便成形了，就可以正常上学或上幼儿园。如果是轻微的腹泻，而且孩子能够控制好，也可以让孩子正常上学。

如果想了解其他相关主题，请参考以下章节

- 腹泻，而且呕吐（请参考第二十九章，呕吐腹泻）。

什么时候致电医生

如果出现下述状况（孩子可能需要救护车），请拨打急救电话 120

- 孩子无法移动或太虚弱。

如果孩子出现下述任一症状，请立即致电医生（无论白天还是夜晚）

- 孩子看起来很不舒服。
- 出现脱水症状（如没有小便超过 8 小时，口唇干燥，哭时没有眼泪）。
- 便血。
- 免疫缺陷的孩子（如患有镰状细胞病、艾滋病、化疗、器官移植、长期接受类固醇激素药物治疗）。
- 腹痛超过 2 个小时。
- 呕吐清水样的液体 3 次或以上。

- 孩子小于1个月,而且出现腹泻达3次或以上(大便含有黏液,恶臭,更加稀松)。
- 在刚刚过去的8小时里腹泻超过8次。
- 严重腹泻,吃药也可能会加重腹泻(如抗生素)。
- 发热超过40.0℃,服用退热药2小时后没有改善。
- 小于3个月的婴儿发热高于38.0℃,直肠给药(注意:那么小的宝宝发热,没有看医生前不能给任何退热药)。

如果孩子出现下述任一症状,请在24小时内致电医生

- 家长认为孩子需要看医生。
- 大便中含有鼻涕样的脓液持续超过2天。
- 已经建立好排便习惯的孩子,大便失控超过3次或以上。
- 发热超过3天。
- 密切接触过细菌性腹泻的人或动物。
- 14天前接触过爬行动物(蛇、蜥蜴、乌龟)。
- 在过去1个月里去过细菌性腹泻高风险的国家和地区。

如果孩子出现下述任一症状,请在工作时间致电医生

- 家长有其他问题或担忧。
- 腹泻持续超过2周。
- 长期腹泻。

如果孩子出现下述状况,建议在家自行观察护理

- 轻微腹泻(可能是病毒性胃肠炎),家长认为孩子暂时不需要看医生。

腹泻的家庭护理建议

1. 安心小贴士

- 大多数腹泻是由肠道病毒感染导致的。

- 腹泻是身体排出病原的一种方式。
- 下面有一些防止身体损失过多水分的小技巧。

2. 轻微腹泻

- 继续保持正常饮食。
- 多吃淀粉类食物（如谷物、饼干、大米）。
- 鼓励孩子多喝水和其他液体。奶粉或牛奶都是很好的平衡液体（例外：避免所有果汁和软饮料，因为它们会加重腹泻）。

3. 人工喂养宝宝，频繁水样便的腹泻

- 开始使用口服补液盐（ORS）。
- 口服补液盐（如 Pedialyte，一个品牌），是一种特殊的电解质溶液，可以防止脱水。超市和药店都有售卖。
- 对于频繁拉水样便的孩子，建议用口服补液盐补充水分和电解质（注意：如果是一般腹泻，可以使用配方奶粉）。
- 4~6 小时内只使用口服补液盐，以防止脱水。用量没有限制。
- 如果没有口服补液盐，也可以给孩子喝配方奶粉（无限量），直到有口服补液盐。
- 避免给孩子喝果冻水、运动饮料和任何果汁。

4. 重喂配方奶粉

- 至少 6 小时后要再给孩子重新喂配方奶粉（原因：孩子需要能量）。
- 以正常方式准备配方奶粉（原因：冲兑好的配方奶含有大量的水分）。
- 给孩子喝奶的次数要比平常多。
- 关于乳糖，对于大部分腹泻来说，配方奶粉就可以了；如果孩子持续腹泻超过 3 天，就需要不含乳糖的腹泻奶粉（配方豆奶粉）。
- 额外添加口服补液盐：孩子每次大量拉稀之后，可以补充 60~120 毫升的口服补液盐。

5. 固体食品

- 4 个月以上的宝宝，可以继续添加固体食品（如大米麦片、香蕉泥、

土豆泥)。

6. 母乳喂养宝宝频繁水样便

- 继续母乳喂养,增加喂养次数,缩短间隔时间。继续添加固体食物。
- 孩子每次大量拉稀之后(特别是小便颜色深的时候),除继续母乳喂养外,可以提供 60~120 毫升口服补液盐。

7. 大于 1 岁的孩子频繁腹泻

- 提供无限量的液体供应。如果孩子能吃固体食品,就再加些水或半强度的佳得乐;如果孩子不肯吃固体食物,那就给孩子喝牛奶或配方奶。
- 避免所有果汁和软饮料(原因:会加重腹泻)。
- 口服补液盐(如 Pedialyte)比较少用,但是严重腹泻时也需要用,孩子每次大量拉稀之后,可以给孩子喝 120~240 毫升的口服补液盐。
- 固体食物中,淀粉类食物最容易吸收,如麦片、面包、饼干、面条、土豆泥或大米。椒盐卷饼或咸饼干可以满足孩子对钠元素的需求。

8. 益生菌

- 益生菌是有益的细菌(如乳酸杆菌),能够取代肠道里的有害细菌。
- 酸奶是益生菌的常见来源。如果孩子大于 1 岁,可以给 60~180 毫升的酸奶,1 天 2 次(注意:目前几乎所有酸奶都含有益生菌)。
- 益生菌补充剂、颗粒或胶囊都可以在药店购买。

9. 尿布疹

每次大便后清洗臀部,可以预防尿布疹。为预防红屁股,应当考虑使用护臀膏(如凡士林),涂抹在肛门周围,能更有效地保护屁股。

10. 传染性

孩子退热之后,大便成形了,就可以正常上学或上幼儿园。如果是轻微的腹泻,而且孩子能够控制排便,也可以正常上学。

11. 预期康复过程

病毒性腹泻一般持续 5~14 天。严重腹泻仅会发生在第 1 天或第 2

天，但是稀稀拉拉的大便会持续 1~2 周。

12. **如果孩子出现下述任一症状，请致电医生**

- 出现脱水症状。

- 腹泻持续超过 2 周。

- 孩子的情况变得更差。

> 谨记：如果孩子出现上述"致电医生"症状中的任意一项，请致电医生。

第二十九章

呕吐腹泻

定义

- 呕吐是胃内容物强迫性地从口中吐出。
- 每次呕吐之前，通常会感到恶心、腹部不舒服。
- 这个主题讲述的是呕吐和腹泻同时存在(例如：如果没有呕吐只是腹泻，请参考第二十八章，腹泻)。

可能的原因

- 主要原因是胃肠消化道被病毒(如轮状病毒)感染(胃肠炎)。开始症状是呕吐，腹泻通常出现在随后的 12~24 小时内。
- 食物中毒，没有冷藏的食品细菌滋生产生毒素(如鸡蛋沙拉中的葡萄球菌毒素，米饭中的蜡样芽孢杆菌毒素)，吃下去之后就有可能导致中毒呕吐。

呕吐的严重程度分级

- 下列依据脱水的风险，对呕吐做一个简单分级。
- **轻微**：每天呕吐 1~2 次。
- **一般**：每天呕吐 3~7 次。
- **严重**：什么都吐，而且一天呕吐 8 次以上。
- 呕吐的严重性更多是与严重呕吐的持续时间有关。一般是呕吐性疾病(尤其是食物中毒)，最开始的 3~4 个小时内，什么都会呕吐出来，随后会慢慢稳定，呕吐次数逐渐减少，变成轻中度呕吐。
- 腹泻和呕吐同时存在，孩子出现脱水的风险很大。
- 孩子越小，脱水的风险就越大。

脱水

- 脱水就是指人的身体失去了过多的液体水分，通常是呕吐或腹泻导致。脱水时损失的水分超过体重的 3%，就是脱水。一般来说，轻度腹泻、呕吐或饮水少一些是不会导致脱水的。
- 脱水是腹泻主要的并发症。
- **脱水的症状：**
  - ——脱水早期最主要的症状就是尿量减少（超过 8 小时没有排尿），或者尿液颜色变深，呈深黄色、棕黄色。如果尿液颜色清亮，呈淡黄色，表明孩子没有脱水。
  - ——口唇干燥。
  - ——哭的时候眼泪比较少或没有。
  - ——对于婴幼儿来说，还会出现囟门凹陷。
  - ——毛细血管再充血需要的时间超过 2 秒。这里指：把孩子的拇指指甲按压成苍白色，等指甲再变成粉红色，需要的时间超过 2 秒。可以向儿科医生请教如何做这个小测试。
  - ——烦躁、疲惫或嗜睡。如果孩子醒着的时候，是快乐的，会自己玩耍，则没有脱水。
  - ——脱水严重，孩子会变得虚弱，无法站稳，试图站立的时候会觉得头晕。

孩子返校

- 孩子不再呕吐，而且退热了，就可以正常上学或上幼儿园。

如果想了解其他相关主题，请参考以下章节

- 只是呕吐，没有腹泻（请参考第三十章，呕吐不伴腹泻）。
- 腹泻是主要症状或呕吐问题已经解决（请参考第二十八章，腹泻）。

什么时候致电医生

如果孩子出现下述任一症状（孩子可能需要救护车），请拨打急救电话 120

- 孩子失去意识或很难被唤醒。
- 孩子无法移动或太虚弱，不能站立。

如果孩子出现下述任一症状，请立即致电医生（无论白天还是夜晚）

- 孩子看起来很不舒服。
- 出现脱水症状（口腔干燥，哭时没有眼泪，没有小便超过 8 小时）。
- 便血。
- 吐血，而不是流鼻血。
- 呕吐胆汁（亮黄色或绿色）。
- 同时存在腹痛（例外：腹痛或哭在呕吐前出现，呕吐后改善很常见）。
- 怀疑是阑尾炎（如疼痛部位在腹部右下边，孩子不愿意跳，喜欢躺着）。
- 怀疑中毒，无论是植物、药物还是其他化学物质。
- 小于 3 个月的孩子，呕吐 2 次以上（溢奶除外）。
- 小于 1 岁的孩子，呕吐超过 3 次，而且还拉水样便。
- 已经在补充口服补液盐（或其他液体，如果孩子大于 1 岁），还是什么都吐超过 8 小时。
- 免疫缺陷的孩子（如患镰状细胞病、艾滋病、化疗、器官移植、长期使用类固醇激素药物）。
- 不能服药。
- 发热超过 40.0℃，而且服用退热药 2 小时后没有改善。

- 小于 3 个月的孩子，发热超过 38.0℃，直肠给药（注意：小宝宝没有看过医生之前，不能给任何退热药）。

如果孩子出现下述任一症状，请在 24 小时内致电医生

- 家长认为孩子需要看医生。
- 呕吐持续超过 24 小时。
- 发热超过 3 天。

如果孩子出现下述任一症状，请在工作时间致电医生

- 家长有其他问题或担忧。
- 呕吐是一个长期且常常出现的问题。

如果孩子出现下述状况，建议在家自行观察护理

- 轻微到中度的呕吐，同时腹泻（可能是病毒性胃肠炎），家长认为孩子暂时不需要看医生。

又吐又泻的家庭护理建议

1. 安心小贴士

- 大部分呕吐是由病毒感染胃肠道或食物中毒导致的。
- 呕吐是身体保护下部肠道的一种方式。
- 当呕吐和腹泻同时存在时，只需要治疗呕吐，对腹泻不需要做任何特别处理。

2. 配方奶粉喂养的宝宝

- 最初的 8 小时提供口服补液盐（ORS）溶液。
- 口服补液盐（如 Pedialyte，一个品牌），是一种特殊的电解质溶液，可以防止脱水。超市和药店都有售卖。
- 只出现过 1 次呕吐，继续保持配方奶粉喂养。
- 如果呕吐不止 1 次，可以在 8 小时内给孩子补充口服补液盐。如

果家里没有口服补液盐,则继续给孩子喝配方奶粉。

- 用勺子或注射器少量喂服,1 次 1~2 茶匙(5~10 毫升),每 5 分钟喂 1 次。
- 停止呕吐超过 4 小时后,口服补液盐的用量可以加倍。
- 停止呕吐超过 8 小时后,可以按照日常规律重新喂配方奶粉。
- 4 个月以上的宝宝,可以重新添加麦片和香蕉泥。
- 停止呕吐 24~48 小时内,恢复正常饮食。

3. **母乳喂养的宝宝**

- 减少每次奶量。
- 如果宝宝只呕吐 1 次,每次只喂一侧乳房,间隔 1~2 小时。
- 如果宝宝呕吐不止 1 次,每次只喂 5 分钟,间隔 30~60 分钟。停止呕吐 4 小时后,就可以恢复正常母乳喂养。
- 如果宝宝继续呕吐,持续 4 小时,需要使用口服补液盐(如 Pedialyte)。
- 用勺子或注射器少量喂养,每次给口服补液盐(ORS)溶液 1~2 茶匙(5~10 毫升),每 5 分钟喂 1 次。
- 停止呕吐 4 小时后,可以恢复正常的母乳喂养。刚开始少量喂奶,每次喂 5 分钟,每次间隔 30 分钟,随后慢慢增加。

4. **年龄稍大的孩子(1 岁以上)8 小时内给孩子提供清淡的液体**

- 呕吐与腹泻同时存在时,需要补充口服补液盐(如 Pedialyte)。如果孩子不肯喝口服补液盐,可以用半强度的佳得乐替代。
- 小口小口地喂,每次 2~3 茶匙(10~15 毫升),每 5 分钟喂 1 次。
- 停止呕吐 4 小时后,增加喂食量。
- 停止呕吐 8 小时后,可以恢复正常饮水。
- 停止呕吐 8 小时后,可以继续吃固体食物:
  ——固体食物应该是清淡的食物,淀粉类食物比较容易消化。
  ——可以先从威化饼干、白面包、谷类、大米和土豆泥开始。

——24~48 小时内，恢复正常饮食。

5. 避免用药

- 8 小时内暂停所有不必要的用药（原因：药品通常会加重呕吐）。

- 发热：通常不需要用任何药物。如果高热，可以使用对乙酰氨基酚（如泰诺林）退热，不要使用布洛芬（如艾德维尔），布洛芬会刺激胃部，加重呕吐。

- 如果孩子连必要的药物都呕吐出来，请致电医生。

6. 传染性

如果孩子退热后，停止呕吐了，就可以正常上学或上幼儿园。

7. 预期康复过程

一般的呕吐通常会在 12~24 小时内停止。轻微呕吐（每天出现 1~2 次）和腹泻可能会持续一个星期。

8. 如果孩子出现下述任一状况，请致电医生

- 呕吐变得严重，持续超过 8 小时（什么都吐）。

- 呕吐持续超过 24 小时。

- 出现脱水症状。

- 腹泻加重。

- 孩子的情况变得更差。

谨记：如果孩子出现上述"致电医生"症状中的任意一项，请致电医生。

第三十章

呕吐不伴腹泻

定义

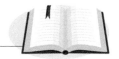

- 呕吐是胃内容物被强从口中吐出（呕吐）。
- 每次呕吐之前，通常会感到恶心、腹部不舒服。

可能的原因

- **主要原因**：胃肠消化道被病毒（如轮状病毒）感染（肠胃炎）。初始症状是呕吐，通常腹泻出现在随后的 12~24 小时内。
- 食物中毒，没有冷藏的食品细菌滋生产生毒素（如鸡蛋沙拉中的葡萄球菌毒素，米饭中的蜡样芽孢杆菌毒素），吃下去之后就有可能导致中毒呕吐。
- **严重原因**：如果只出现呕吐症状，而且持续超过 24 小时，就需要考虑是其他严重原因导致，例如阑尾炎、肾脏感染、脑膜炎、头部受伤。
- 严重的咳嗽也可以导致呕吐，这是很常见的，尤其是还有胃食管反流的孩子。

严重程度分级

- 下列是依据脱水风险对呕吐做一个简单分级：
- **轻微**：每天呕吐 1~2 次。
- **一般**：每天呕吐 3~7 次。
- **严重**：什么都吐，而且一天呕吐 8 次以上。
- 呕吐的严重性更多的是与严重呕吐的持续时间长短有关。一般是呕吐性疾病（尤其是食物中毒），最开始的 3~4 小时，孩子什么都会呕吐出来，随后会慢慢稳定，呕吐次数逐渐减少。

- 孩子越小，脱水的风险就越大。

孩子返校

- 孩子不再呕吐，而且退热了，就可以正常上学或上幼儿园。

如果想了解其他相关主题，请参考以下章节

- 孩子又吐又泻（请参考第二十九章，呕吐腹泻）。

- 只是咳嗽时呕吐（请参考第二十三章，咳嗽）。

- 主要症状是腹泻（请参考第二十八章，腹泻）。

什么时候致电医生

如果孩子出现下述任一症状（孩子可能需要救护车），请拨打急救电话 120

- 孩子失去意识或很难被唤醒。

- 孩子无法移动或太虚弱。

如果孩子出现下述任一症状，请立即致电医生（无论白天还是夜晚）

- 孩子看起来很不舒服。

- 意识不清。

- 脖子僵硬或囟门凸起。

- 头痛。

- 出现脱水症状（口唇干燥，哭闹时没有眼泪，超过 8 小时没有小便）。

- 吐血，而不是流鼻血。

- 呕吐胆汁（亮黄色或绿色）。

- 同时存在腹痛（例外：腹痛或哭在呕吐前出现，呕吐后缓解。）

- 怀疑患阑尾炎（如疼痛部位在腹部右下边，孩子不愿意跳，喜欢躺着）。
- 怀疑中毒，无论是植物、药物还是其他化学物质。
- 怀疑糖尿病（多饮、多尿、体重减轻）。
- 小于 3 个月的孩子，呕吐 2 次以上（例外：吐痰）。
- 已经在补充口服补液盐（或其他液体，如果孩子大于 1 岁），什么都吐超过 8 小时。
- 免疫缺陷的孩子（如患镰状细胞病、艾滋病、化疗、器官移植、长期使用类固醇）。
- 高风险的孩子（例如糖尿病，腹部、头部受伤）。
- 必要的药物也呕吐。
- 发热超过 40.0℃，而且服用退热药 2 小时后没有改善。
- 小于 3 个月的孩子，发热超过 38.0℃（注意：小宝宝在看过医生之前，不能给任何退热药）。

如果孩子出现下述任一症状，请在 24 小时内致电医生

- 家长认为孩子需要看医生。
- 呕吐持续超过 24 小时。
- 发热超过 3 天。
- 退热 24 小时后又复热。

如果孩子出现下述任一症状，请在工作时间致电医生

- 家长有其他问题或担忧。
- 呕吐是一个长期且经常出现的问题。

如果孩子出现下述状况，建议在家自行观察护理

- 轻微到中度呕吐（可能是病毒性胃肠炎），家长认为孩子暂时不需要看医生。

呕吐的家庭护理建议

1. 安心小贴士

- 大部分呕吐是由病毒感染胃、肠道或轻微的食物中毒导致的。

- 呕吐是身体保护下部肠道的一种方式。

- 幸运的是，呕吐通常病程较短。

2. 配方奶粉喂养的宝宝

- 最初的 8 小时提供口服补液盐（ORS）溶液。

- 口服补液盐（如 Pedialyte），是一种特殊的电解质溶液，可以防止脱水。超市和药店都有售卖。

- 只出现过 1 次呕吐，继续保持配方奶粉喂养。

- 如果呕吐不止 1 次，可以在 8 小时内给孩子补充口服补液盐溶液。如果家里没有口服补液盐，则继续给孩子喝配方奶粉。

- 用勺子或注射器少量喂服，1 次 1~2 茶匙（5~10 毫升），每 5 分钟喂 1 次。

- 停止呕吐超过 4 小时后，口服补液盐的用量可以加倍。

- 停止呕吐超过 8 小时后，可以按照日常喂养规律重新喂回配方奶粉。

- 4 个月以上的宝宝，可以重新添加麦片和香蕉泥。

- 停止呕吐 24~48 小时内，恢复正常饮食。

3. 母乳喂养的宝宝

- 减少每次奶量。

- 如果宝宝只呕吐 1 次，每次只喂一边乳房，间隔 1~2 小时。

- 如果宝宝呕吐不止 1 次，每次只喂 5 分钟，间隔 30~60 分钟。停止呕吐 4 小时后，就可以恢复正常母乳喂养。

- 如果宝宝继续呕吐，需要使用口服补液盐（如 Pedialyte），持续 4 小时。

- 用勺子或注射器少量喂养，每次给口服补液盐（ORS）溶液 1~2 茶匙（5~10 毫升），每 5 分钟喂 1 次。
- 停止呕吐 4 小时后，可以恢复正常的母乳喂养。刚开始少量喂奶，每次喂 5 分钟，间隔 30 分钟，随后慢慢增加。

4. 年龄稍大的孩子（1 岁以上）

- 8 小时内给孩子提供清淡的液体。
- 大一点的孩子呕吐时，水或碎冰水是最好的食物（原因：胃壁可以直接吸收水分）。
- 口服补液盐：如果孩子喝水都吐，那就给口服补液盐（如 Pedialyte）。如果孩子也不肯喝口服补液盐，试试半强度的佳得乐。
- 小口小口地喂，每次 2~3 茶匙（10~15 毫升），每 5 分钟喂 1 次。
- 其他选择：半强度的柠檬汽水、冰棒或口服补液盐棒冰。
- 停止呕吐 4 小时后，增加口服补液盐量。
- 停止呕吐 8 小时后，可以恢复正常喝水。
- 停止呕吐 8 小时后，可以吃固体食物。
  - ——固体食物应该是清淡的食物，淀粉类食物比较容易消化。
  - ——可以先从威化饼干、白面包、谷类、大米和土豆泥开始。
  - ——24~48 小时，恢复正常饮食。

5. 避免用药

- 8 小时内暂停所有不必要的用药（原因：药品通常会加重呕吐）。
- 发热：发热通常不需要任何药物。如果发高热，可以使用对乙酰氨基酚（如泰诺林）退热。不要使用布洛芬（如艾德维尔），布洛芬会刺激胃部，加重呕吐。
- 如果孩子连必要的药物都会呕吐出来，请致电医生。

6. 睡眠

- 帮助孩子睡好觉（原因：睡觉通常可以帮助排空胃部，减轻想吐的感觉）。如果孩子觉得恶心，暂时不吃不喝也没有关系。

7. **传染性**

如果孩子退热后，停止呕吐了，就可以正常上学或上幼儿园。

8. **预期康复过程**

病毒性胃炎导致的呕吐通常在 12~24 小时停止，轻微的恶心呕吐可能会持续 3 天左右。

9. **如果孩子出现下述任一症状，请致电医生**

- 呕吐加重，而且超过 8 小时 (什么都吐)。
- 呕吐持续超过 24 小时。
- 出现脱水症状。
- 孩子的情况变差。

谨记：如果孩子出现上述"致电医生"症状中的任意一项，请致电医生。

第八部分
生殖和泌尿系统

第三十一章

小便疼痛

定义

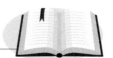

- 小便时觉得不舒服（灼烧或刺痛）。

- 对于还不会说话的孩子，如果每次小便的时候哭闹，就要考虑小便疼痛。

- 还可能伴随尿急（等不及）和尿频（每次尿一点点）等相关症状。

可能的原因

- 主要原因（年幼女孩）：外阴或尿道口因泡泡浴、洗发水或肥皂水的刺激红肿。

- 任何年龄阶段的男孩，如果小便疼痛，都需要进行尿液检查。小男孩中，小便正常，疼痛是由尿道口遭受刺激引起的。而在十几岁的男孩中，疼痛可能是由性传播引起的尿路感染导致的。

- 任何年龄段的孩子，膀胱或肾脏感染（尿路感染）都会导致尿痛。

孩子返校

- 膀胱感染是不会传染的，可以让孩子正常上学或幼儿园。

什么时候致电医生

如果出现下列状况（孩子可能需要救护车），请拨打急救电话 120

- 孩子无法移动或虚弱不能站立。

如果孩子出现下述任一症状，请立即致电医生

- 孩子看起来很不舒服。
- 孩子不能排尿或每次只尿一点点。
- 尿中带血。
- 排尿时剧烈疼痛。
- 发热。
- 腹部、腰部或背部疼痛。

如果孩子出现下述症状，请在 24 小时内致电医生

- 尿痛，但没有任何上述症状（原因：可能是膀胱感染）。

婴幼儿外阴炎的家庭护理建议
（需要与医生商议）

1. 定义

婴幼儿外阴炎是导致小女孩小便疼痛的首要原因。

- 小便时有灼烧、疼痛的感觉。
- 可能存在阴道瘙痒、刺激。
- 多发于青春期前的女孩，即 10 岁以内的女孩。
- 多数是泡泡浴或者用肥皂洗澡或洗生殖器导致的。
- 为了确定孩子膀胱或肾脏没有感染，通常需要进行尿液检查。下面的治疗方法可以减轻症状，但使用前需要得到医生的确诊。

2. 小苏打水或温水浸泡

- 浸泡 20 分钟，清除刺激，促进愈合。
- 在洗澡盆的水中，添加 60 毫升小苏打（原因：对于青春期前的小女孩，小苏打比醋要好）。
- 在浸泡过程中，确保孩子的腿分开，让水能够清洁生殖器区域。
- 一天浸泡 2 次，连续浸泡 2 天。

3. 避免香皂

避免泡泡浴、肥皂水、洗发水接触外阴，因为这些就是刺激原。只需要用温水清洗外阴或用婴儿油去除分泌物。

4. 补充液体

鼓励孩子多喝水（原因：水分可以稀释尿液，减少刺激）。

5. 止痛药

为了减轻小便疼痛，根据需要，可以每 4 小时给孩子口服一次对乙酰氨基酚（如泰诺林）或每 6 小时用一次布洛芬（如艾德维尔）（使用剂量请参考附录表 A 和表 E）。

6. 传染性

膀胱感染不会传染，可以正常上学或幼儿园。

7. 如果孩子出现下述状况，请致电医生

- 小便时疼痛加剧。
- 开始发热。
- 孩子的状况变差。

谨记：如果孩子出现上述"致电医生"症状中的任意一项，请致电医生。

第三十二章
阴部瘙痒和刺激感

定义

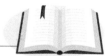

- 小女孩生殖器部位发烫、瘙痒。
- 小便不痛，也没有灼烧感。

可能的原因

- 主要原因（小女孩）：肥皂水刺激外阴或阴道口（婴幼儿外阴炎），包括泡泡浴、洗发水或肥皂水刺激导致的。
- 婴幼儿外阴炎只发生在青春期前的小女生身上。
- 偶尔可能是卫生条件差或大便揩擦不当（由后向前擦拭）引起的。
- 如果是阴道继发感染，则会有分泌物产生。

如果想了解其他相关主题，请参考以下章节

- 小便时疼痛或有灼烧感（请参考第三十一章，小便疼痛）。

什么时候致电医生

如果孩子出现下述任一症状，请立即致电医生（无论白天还是夜晚）

- 孩子看起来很不舒服。
- 怀疑遭性虐待。
- 阴道出血。

如果孩子出现下述任一症状，请在 24 小时内致电医生

- 家长认为孩子需要看医生。

- 阴道有分泌物。
- 出现发热。

如果孩子出现下述任一症状，请在工作时间致电医生

- 家长有其他问题或担忧。
- 孩子大于 10 岁（原因：大于 10 岁的女孩很少出现婴幼儿外阴炎）。
- 连续治疗 2 天后，阴道刺激仍存在。

如果孩子出现下列症状，建议在家自行观察护理

- 可能是婴幼儿外阴炎，家长认为孩子暂时不需要看医生。

婴幼儿外阴炎的家庭护理建议

1. 安心小贴士

- 肥皂水（尤其是泡泡浴）是导致小女孩外阴瘙痒最常见原因。
- 小女孩的外阴对于肥皂的干燥效果非常敏感。
- 进入青春期，孩子才能慢慢接受容忍肥皂的刺激。

2. 小苏打水或温水浸泡

- 浸泡 20 分钟，清除刺激，促进愈合。
- 在洗澡盆水中，添加 60 毫升小苏打（原因：对于青春期前的小女孩，小苏打比醋要好）。
- 在浸泡过程中，确保孩子的双腿分开，能够清洁生殖器区域。
- 一天泡 2 次，连续浸泡 2 天。

3. 类固醇软膏

泡过温水浴 1~2 天后，可以在外阴区域涂少量的 1% 氢化可的松乳膏（非处方药）。

4. 避免接触肥皂

避免泡泡浴、肥皂水、洗发水接触外阴，因为这些就是刺激原。只

需要用温水清洗外阴或用婴儿油去除分泌物。

5. **预期康复过程**

婴幼儿外阴炎导致的瘙痒，经过适当处理后，会在 1~2 天内消除。

6. **如果孩子出现下述任一症状，请致电医生**

- 经过适当治疗，刺激还是存在，而且超过 48 小时。
- 有阴道分泌物或阴道出血。
- 开始小便疼痛。
- 孩子的情况变差。

　　谨记：如果孩子出现上述"致电医生"症状中的任意一项，请致电医生。

第九部分

四肢

第三十三章

上肢受伤

定义

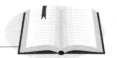

- 上肢（指从肩膀到手指的部位）受伤。
- 包括骨骼、肌肉、关节和韧带的损伤。

受伤的类型

- **骨折**：锁骨是儿童时期最常见的骨折部位。锁骨骨折很容易辨别。锁骨部位一碰就疼痛，孩子不愿意抬高手臂，就表示孩子锁骨可能发生骨折了。
- **关节脱位**：关节脱位在儿童时期经常发生。成年人突然用力拉扯或举起孩子的手臂，就有可能造成脱位，主要发生在 1~4 岁的孩子身上。关节脱位非常容易识别，因为孩子会保持手臂悬吊的姿势，肘部弯曲，手掌心向下。
- **扭伤**：韧带的拉伸和撕裂。
- **拉伤**：肌肉的拉伸和撕裂。
- **肌肉损伤**：运动、锻炼过度导致肌肉损伤。
- **挫伤**：击打导致肌肉挫伤。
- **瘀伤**：击打导致骨挫伤。

疼痛严重程度分级

- **轻微**：不影响正常活动。
- **一般**：影响正常活动或导致孩子从睡梦中惊醒。
- **严重**：极度痛苦，痛到无法正常活动，因为疼痛不能行动。

如果想了解其他相关主题，请参考以下章节

- 只有割伤、擦伤、瘀伤［请参考第三十七章，割伤、擦伤和瘀伤（皮肤损伤）］

什么时候致电医生

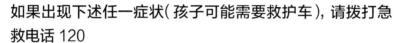

如果出现下述任一症状（孩子可能需要救护车），请拨打急救电话 120

- 多处严重骨折。
- 大量出血，无法止血。

如果孩子出现下述任一症状，请立即致电医生或到医院就诊（无论白天还是夜晚）

- 家长认为孩子受伤严重。
- 孩子疑似骨折或关节脱位。
- 肘部水肿或任何部位严重肿胀。
- 损伤处的皮肤苍白或青紫。
- 开放性皮肤伤口，可能需要缝合。
- 孩子小于 1 岁。
- 自行车辐条或洗衣机导致的绞伤。
- 痛得厉害（使用止痛药 2 小时后没有改善）。
- 手臂或肩膀无法正常活动（特别是有人拉的时候）。
- 活动肩膀的时候，孩子哭闹（怀疑锁骨骨折）。
- 邻近受损处的关节不能正常活动（张开或合拢）。

如果孩子出现下述任一症状，请在 24 小时内致电医生或就诊

- 家长认为孩子需要看医生。
- 孩子疼痛，且 3 天后没有改善。

如果孩子出现下述任一症状，请在工作时间致电医生或就诊

- 家长有其他问题或担忧。
- 孩子疼痛，且持续 2 周以上。

如果孩子出现下列状况，建议在家自行观察护理

- 直接打击导致肌肉或骨损伤。
- 肌肉疼痛（可能是轻微肌肉拉伤）。
- 关节周围疼痛（可能是轻微的韧带拉伤）。

上肢受伤的家庭护理建议

1. **安心小贴士**

   骨骼和肌肉的瘀伤是可以在家治疗的。

2. **使用止痛药**

   根据需要，可以使用对乙酰氨基酚（如泰诺林）或布洛芬（如艾德维尔）缓解疼痛（使用剂量请参考附录表 A 和表 E）。对于这类疼痛，布洛芬的效果更好。

3. **局部冷敷**

   对于瘀伤或肿胀，可以用冰袋或湿毛巾裹着冰袋在受伤部位冷敷 20 分钟，连续 4 次（原因：可以减少出血和疼痛）。

4. **局部热敷**

   48 小时后，可以用温暖的湿毛巾或加热垫敷受伤部位，每次 10 分钟，每天 3 次，促进吸收瘀血。

5. **休息**

   - 48 小时内尽量让受伤的部位休息，避免运动。
   - 对于肌肉拉伤，教孩子做正确的伸展运动以及力量训练。

6. **预期康复过程**

   受伤后两三天时，受伤处最痛，肿胀也会最厉害。消肿通常需要 7

天, 疼痛需要 2 周才能彻底消失。

7. 如果出现下述任一症状, 请致电医生或就诊

- 疼痛加剧。

- 疼痛, 3 天之后没有改善。

- 疼痛持续 2 周以上。

- 孩子的情况变得更差。

> 谨记 : 如果孩子出现上述 "致电医生" 症状中的任意一项, 请致电医生或就诊。

第三十四章

上肢痛

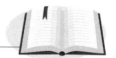

定义

- 上肢疼痛（从肩膀到手指）。
- 包括肩膀、手肘、手腕和手指以及上肢各关节。
- 疼痛原因未知。
- 包括轻微肌肉拉伤和运动过度导致的损伤。

可能的原因

- 上肢疼痛比较少见。
- **主要原因**：过度使用导致肌肉拉伤（如过度投掷或游泳）。
- **其他原因**：短暂疼痛（1~15分钟）通常是由肌肉痉挛引起的，通常发生在长时间用手之后，如长期写作或打字。
- **其他原因**：连续急性疼痛（几小时到7天）通常是在过分紧张活动之后或忘记了之前有肌肉损伤而继续活动所致。这种疼痛最常发生在肩膀部位。
- **其他原因**：轻微肌肉疼痛也可能是病毒性疾病导致。
- **严重原因**：骨折、关节炎（关节感染）或神经炎（神经感染）。

如果想了解其他相关主题，请参考以下章节

- 上肢受伤（请参考第三十三章，上肢受伤）。

什么时候致电医生

如果出现下述状况（孩子可能需要救护车），请拨打急救电话120

- 孩子无法移动或太虚弱。

如果孩子出现下述任一症状，请立即致电医生（无论白天还是夜晚）

- 孩子看起来很不舒服。
- 不能正常用手臂。
- 发热。
- 关节不能正常活动。
- 关节肿胀。
- 皮肤发红发亮。
- 肌无力（力量减低）。
- 麻木（失去知觉）持续超过 1 小时。
- 移动或碰触手臂时，疼痛加重或哭闹。

如果孩子出现下述症状，请在 24 小时内致电医生

- 家长认为孩子需要看医生。

如果孩子出现下述任一症状，请在工作时间内致电医生

- 家长有其他问题或担忧。
- 孩子手臂疼痛原因未知。
- 上肢疼痛超过 7 天。
- 上肢疼痛或肌肉痉挛是长期且经常出现的问题。

如果出现下述任一状况，建议在家自行观察护理

- 运动过度导致的肌肉拉伤。
- 知道疼痛原因，而且已知无害（例如移除碎片或最近接种过疫苗）。

肌肉拉伤的家庭护理建议

1.安心小贴士

肌肉拉伤是很常见的，尤其在剧烈活动之后（如反复扔铅球）。在家好好休息就能恢复。

2.局部冷敷

在开始疼痛的前 2 天，使用冰袋或湿毛巾裹着冰袋冷敷疼痛部位 20 分钟，需要敷数次。

3.使用止痛药

根据需要，可以使用对乙酰氨基酚（如泰诺林）或布洛芬（如艾德维尔）来缓解疼痛（使用剂量请参考附表 A 和表 E）。

4.热水澡

如果肌肉僵硬持续超过 48 小时，可以让孩子洗个热水澡，放松放松，每次洗 20 分钟，1 天 2 次，让孩子在水里轻轻地活动手臂。

5.预期康复过程

肌肉拉伤一般会持续 2~3 天，而且在第 2 天最痛。疼痛可能会持续 1 周。

6.如果孩子出现下述状况，请致电医生

• 发热或关节出现肿胀。

• 工作或运动导致的疼痛持续超过 7 天。

• 疼痛变得更严重。

　　谨记：如果孩子出现上述"致电医生"症状中的任意一项，请致电医生。

第三十五章
下肢受伤

定义

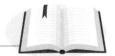

- 下肢（从臀部到脚趾）受伤。
- 包括骨骼、肌肉、关节和韧带的损伤。

下肢受伤类型
- 骨折。
- 关节脱位（俗称脱臼）。
- 扭伤。韧带拉伤、撕裂。最常见的是脚踝扭伤，通常是不小心扭到脚踝导致的。主要症状是踝关节周围疼痛以及肿胀。
- 肌肉拉伤。
- 过度运动导致的损伤（如胫骨疼痛）。
- 击打导致肌肉（如大腿肌肉）挫伤。
- 击打导致骨骼损伤（如臀部）。

疼痛严重程度分级
- **轻微**：不影响正常活动。
- **一般**：影响正常活动或导致从睡梦中惊醒。
- **严重**：极度痛苦，痛到无法活动。

如果想了解其他相关主题，请参考以下章节
- 只有割伤、擦伤、瘀伤［请参考第三十七章，割伤、擦伤和瘀伤（皮肤损伤）］。

什么时候致电医生

如果出现下述任一症状（孩子可能需要救护车），请拨打急救电话 120

- 多处严重骨折。
- 大量出血，无法止血。

如果孩子出现下述任一症状，请立即致电医生（无论白天还是夜晚）

- 家长认为孩子受伤严重。
- 孩子疑似骨折或关节脱位。
- 肿胀严重。
- 损伤部位皮肤苍白或青紫。
- 皮肤开放性伤口，可能需要缝合。
- 孩子小于 1 岁。
- 自行车辐条或洗衣机导致的绞伤。
- 痛得厉害（使用止痛药 2 小时后没有改善）。
- 无法站立或行走。
- 走路不稳，一瘸一拐。
- 腿或髋关节无法正常活动。
- 受伤处最近的关节活动受限（伸直和弯曲）
- 膝盖受伤，在按压时有"咔嚓"或"啪啪"的感觉。

如果孩子出现下述任一症状，请在 24 小时内致电医生

- 家长认为孩子需要看医生。
- 孩子疼痛，且 3 天后没有改善。

如果孩子出现下述任一症状，请在工作时间致电医生

- 家长有其他问题或担忧。

- 孩子伤口不干净，而且最近 5 年没有接种破伤风疫苗，或者孩子伤口干净，10 年内没有接种破伤风疫苗。
- 疼痛，且持续 2 周以上。

如果孩子出现下列状况，建议在家自行观察护理

- 直接击打导致肌肉受伤或瘀伤。
- 肌肉疼痛（可能是轻微的肌肉拉伤）。
- 关节周围疼痛（可能是轻微的韧带拉伤）。

腿部受伤的家庭护理建议

肌肉拉伤、擦伤、腿部瘀青的护理

1. 安心小贴士

- 肌肉拉伤和瘀伤都可以在家治疗。

2. 使用止痛药

- 根据需要，可以使用对乙酰氨基酚（如泰诺林）或布洛芬（如艾德维尔）缓解疼痛（使用剂量请参考附录表 A 和表 E）。对于这类疼痛，布洛芬的效果更好。

3. 局部冷敷

- 对于肿胀，可以用冰袋或湿毛巾裹着冰袋在受伤部位冷敷 20 分钟，连续敷 4 次（原因：可以减少出血和疼痛）。

4. 局部热敷

- 48 小时后，可以用温暖的湿毛巾或加热垫敷受伤部位 10 分钟，每天 3 次，促进吸收瘀血。

5. 休息

- 48 小时内尽量让受伤的部位休息，避免运动。
- 对于肌肉拉伤，教孩子做正确的伸展运动以及力量训练。

脚踝或膝盖轻微扭伤(韧带拉伤)的护理

1.急救

- 立即按压和冰敷帮助止血、消肿和止痛。

- 受伤后24~48小时,依据RICE步骤处理:休息(Rest)、冰敷(Ice)、加压(Compression)和抬高(Elevation)。

- 48小时内使用透气、弹性好的弹力绷带压迫。如果腿有麻木、刺痛或疼痛加剧的感觉,就说明包扎得太紧了。

- 用冰袋或湿毛巾裹着冰袋在受伤部位冷敷20分钟,隔40分钟再敷1次,连续敷4次。

2.使用止痛药

- 把受伤的脚踝或膝盖抬高,好好休息24小时。根据需要,可以使用对乙酰氨基酚(如泰诺林)或布洛芬(如艾德维尔)缓解疼痛(使用剂量请参考附录表A和表E)。至少连续使用48小时。

3.休息

- 24小时后,才允许其活动,确保活动不会引起疼痛。

4.预期康复过程

受伤后两三天时最痛,肿胀也会最厉害。消肿通常需要7天,疼痛需要2周才能彻底消失。

5.如果出现下述任一症状,请致电医生

- 疼痛加剧。

- 疼痛,3天之后没有改善。

- 疼痛持续2周以上。

- 孩子的情况变得更差。

　　谨记:如果孩子出现上述"致电医生"症状中的任意一项,请致电医生。

第三十六章

下肢痛

定义

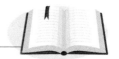

- 下肢（从臀部到脚趾）疼痛。
- 包括髋关节、膝盖、脚踝和趾关节的疼痛。
- 疼痛原因未知。
- 包括轻微肌肉拉伤和运动过度导致的损伤。

可能的原因

- **主要原因**：肌肉痉挛（抽筋）和过度使用（如过度跑和跳）导致的肌肉拉伤。来儿童运动医学科就诊的病例中，50% 以上的损伤是与过度使用有关。

  肌肉痉挛：短暂疼痛（持续 1~15 分钟）通常是由肌肉痉挛（抽筋）导致。在运动中或将孩子唤醒时，足部和小腿肌肉尤其容易抽筋。在运动过程中发生的肌肉痉挛（抽筋），被称为热痉挛。热痉挛的孩子通常需要补充大量的水和电解质。

  肌肉拉伤：连续急性疼痛（几小时到 7 天）通常是在过分剧烈活动之后或忘记了之前肌肉有损伤却活动了导致的。这类疼痛经常发生在手臂和腿上。

其他原因：包括生长性疼痛和病毒感染。

  生长性疼痛：约有 10% 的健康儿童可能会发生间歇性、无损害的疼痛，通常被称为生长性疼痛（这种疼痛实际上与生长无关）。生长性疼痛通常发生在小腿和大腿的肌肉上，生长痛可能出现在跑步或剧烈运动当天晚些时候，通常持续 10~30 分钟。

  病毒感染：两条腿的肌肉都疼痛，在病毒感染时很常见，尤其是流感。

- **严重的原因**：骨折、深静脉血栓形成、神经炎（神经感染）和关节炎（关节感染）。化脓性关节炎（关节腔细菌感染）是一种医疗急症，症状是严重的关节疼痛，抗拒任何关节活动和发高热。髋关节毒性滑膜炎症状与化脓性关节炎类似，但是呈良性过程，症状是走路一瘸一拐、中度疼痛、一般不会发热。毒性滑膜炎往往发生在喜欢跳跃的学步期儿童身上。

如果想了解其他相关主题，请参考以下章节

- 下肢损伤（请参考第三十五章，下肢受伤）。

什么时候致电医生

如果出现下述状况（孩子可能需要救护车），请拨打急救电话 120

- 孩子无法移动，或太虚弱、站立不稳。

如果孩子出现下述任一状况，请立即致电医生（无论白天还是夜晚）

- 孩子看起来很不舒服。
- 无法站立和行走。
- 发热，且只有一条腿疼痛。
- 关节不能正常活动。
- 关节肿胀。
- 一侧小腿疼痛，且持续时间超过 12 小时。
- 局部皮肤发红发亮。
- 肌肉无力，不能站立或行走。
- 麻木（失去知觉）超过 1 小时。
- 当活动或触碰腿部时，哭闹或疼痛加剧。

如果孩子出现下述任一状况，请在 24 小时内致电医生

- 家长认为孩子需要看医生。
- 孩子走路异常（跛行）。
- 发热，且双腿疼痛。

如果孩子出现下述任一症状，请在工作时间内致电医生

- 家长有其他问题或担忧。
- 孩子不明原因下肢疼痛。
- 下肢疼痛超过 7 天。
- 下肢痛或肌肉痉挛是慢性且经常发生的问题。

如果孩子出现下述状况，建议在家自行观察护理

- 小腿或足部肌肉痉挛。
- 过度运动导致的肌肉损伤。
- 疑似生长性疼痛。
- 疼痛原因明确无害（如新鞋太紧、打预防针）。

肌肉痉挛、肌拉伤和生长性疼痛的家庭护理建议

1. 肌肉痉挛的护理

- 有 1/3 的孩子会发生足部或小腿肌肉痉挛（抽筋）。
- 肌肉痉挛发作的时候，将足部和脚趾用力向上拉伸可以终止痉挛。
- 拉伸方向与痉挛（抽筋）的方向相反。
- 使用冷敷包或湿毛巾裹着冰袋冷敷疼痛部位 20 分钟。
- 如果是热痉挛（在热天运动时发生的），除了拉伸肌肉和冷敷外，还需要喝大量水和运动饮料。
- 可通过以下方式预防痉挛：日常进行跟腱锻炼拉伸面对墙站立，伸直膝盖，不能弯曲，然后上身向前倾斜尽力伸展踝关节。晚上睡觉的时候，在足部垫一个枕头，给脚足够的活动空间；确保孩

子能从日常饮食中获得足够的钙元素。

2. 肌肉损伤的护理（过度损伤）

- 损伤最初 2 天里，使用冷敷包或湿毛巾裹着冰袋冷敷疼痛肌肉数次，每次 20 分钟。
- 根据需要，可以使用对乙酰氨基酚（如泰诺林）或布洛芬（如艾德维尔）缓解疼痛（使用剂量请参考附录表 A 和表 E）。
- 如果僵硬持续超过 48 小时，可以让孩子泡热水澡来放松。每次 20 分钟，1 天 2 次，让孩子在水中轻轻地活动疼痛部位。

3. 生长性疼痛的护理

- 一般是轻微疼痛，持续时间不长，也没有必要治疗。
- 按摩疼痛部位，可以消除肌肉疼痛。
- 如有疼痛超过 30 分钟，可以使用对乙酰氨基酚（如泰诺林）或布洛芬（如艾德维尔）缓解疼痛（使用剂量请参考附录表 A 和表 E）。
- 研究表明，每日做伸展运动，可以预防大部分生长性疼痛。

4. 预期康复过程

- 肌肉痉挛通常持续 5~30 分钟。
- 肌肉只要不再痉挛，就会迅速恢复正常。
- 肌肉拉伤导致的疼痛一般持续 3~7 天，且在第 2 天最痛。
- 过度使用导致的损伤，疼痛一般持续 1 星期。

5. 如果孩子出现下述任一状况，请致电医生

- 肌肉痉挛频繁发作。
- 孩子出现发热、跛行或关节肿胀症状。
- 工作或锻炼导致的疼痛超过 7 天。
- 孩子的情况变得更差。

谨记：如果孩子出现上述"致电医生"症状中的任意一项，请致电医生。

第十部分
皮肤局部症状

第三十七章
割伤、擦伤和瘀伤（皮肤损伤）

定义

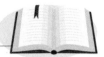

- 割伤、撕裂、砍伤、裂开（伤口穿透皮肤真皮层，伤及脂肪和肌肉组织）。
- 擦伤、磨伤、刮伤和烫伤（只是伤及表皮，没有穿透真皮层）。
- 瘀伤（皮肤内部渗血），表皮没有伤口或擦伤。

什么时候需要缝针（缝合）

- 任何很长或裂开很宽的伤口都需要缝合。
- 超过 12 毫米的割伤通常需要缝合。
- 在脸部，超过 6 毫米的割伤通常需要缝针或用皮肤胶水来闭合伤口。
- 可能需要缝针的伤口，都应该尽快检查和缝合（理想情况是 6 小时内）。尽早处理闭合伤口可以防止伤口感染，不能走捷径。

割伤还是擦伤

- 皮肤（真皮层）大约是 2 毫米厚。
- 割伤（撕裂）会伤及、穿透真皮层。
- 刮伤或擦伤（大面积擦伤）一般不会伤到真皮层。
- 割伤的伤口在静止时是裂开的或在活动时会裂开，需要缝合来帮助伤口闭合，以免留下瘢痕。
- 无论伤口多长，擦伤和刮伤都能自己闭合。
- 明白这些区别是非常重要的。

如果想了解其他相关主题，请参考以下章节

- 刺伤（请参考第三十九章，锐器扎伤）。

- 皮肤异物［请参考第四十一章，小刺扎进皮肤］。

大量出血的急救建议

- 立即使用 2~3 块无菌纱布（或干净毛巾）敷在伤口上。

- 直接用双手按压伤口。

- 如果继续出血，增加按压力度或稍微改变按压部位。

- 迅速行动，因为持续失血会导致休克。

- **休克急救建议**：立即躺下，抬高下肢。

- **穿刺伤的急救建议**：如果刺伤物仍然在身体里，不要移动或拔出它（原因：移动可能增加内出血）。

什么时候致电医生

如果出现下述状况（孩子可能需要救护车），请拨打急救电话 120

- 严重出血，且无法止血（参考急救建议）。

如果孩子出现下述任一症状，请立即致电医生（无论白天还是夜晚）

- 对于出血，请参考急救建议。

- 家长认为孩子伤势严重。

- 出血，直接按压 10 分钟仍无法止血。

- 伤口很深，可以看到骨头或肌腱。

- 皮肤裂开或多处损伤，尤其是在脸部的伤口。

- 剧烈疼痛（使用止痛药 2 小时后没有改善）。

- 孩子小于 1 岁。

- 伤口很脏，清洗擦拭 15 分钟后，仍然无法清除伤口里的脏东西。
- 绞伤。
- 擦伤部位皮肤缺损或伤口较深。
- 皮肤受损超过（包括）身体表面积的 10%（注：一个手掌的面积占身体表面积的 1%）
- 割伤或刮伤的伤口疑似感染（发红、呈红色条纹状或化脓）。

如果孩子出现下述任一症状，请在 24 小时内致电医生

- 家长认为孩子需要看医生。
- 孩子多处瘀伤，且受伤原因不明。
- 轻微受伤，但瘀伤面积大。

如果孩子出现下述任一症状，请在工作时间致电医生

- 家长有其他问题或担忧。
- 割伤伤口不干净，且孩子 5 年内没有接种破伤风疫苗，或伤口干净，孩子 10 年内没有接种破伤风疫苗。
- 伤口在 10 天内没有愈合。

如果孩子出现下述状况，建议在家自行护理观察

- 轻微的割伤、擦伤或瘀伤，且家长认为暂时不需要去看医生。

轻微割伤、擦伤或瘀伤的家庭护理建议

1. 轻微割伤、擦伤和刮伤的护理建议

- 直接按压伤口 10 分钟止血。
- 使用肥皂和清水清洗伤口 5 分钟（警告：如果伤口需要缝针，则不要浸泡伤口，因为浸泡伤口可能让伤口变得更加肿胀和难以缝合）。
- 轻轻地用毛巾擦掉污垢。
- 如果有快脱落的小块皮肤，使用合适的剪刀剪除（剪刀在使用前

要用酒精清洗消毒)。

- 涂上抗生素软膏，如 Polysporin（注：药名，非处方药），然后用创可贴或纱布包扎好，记得每天更换。

2. **轻微割伤或擦伤的好帮手：液体绷带**

- 液体绷带是一种新产品，能在伤口部位形成一层塑料保护膜，能够持续 1 周左右。

- 与普通的绷带（如纱布、创可贴）相比，液体绷带有以下几个好处：对于小的割伤和擦伤，液体绷带只需要使用一次；对于轻微出血，液体绷带能帮助止血；液体绷带能闭合伤口，可以促进愈合和降低感染率。不过，液体绷带更贵。

- 当伤口已经清洗并干燥后，就可以使用液体绷带喷雾或用棉签涂抹。不到 1 分钟液体绷带就能干，而且是防水的，洗澡也不用担心。

- 这种新产品可以在当地药店购买。

3. **瘀伤的护理建议**

- 使用冷敷包或湿毛巾裹着冰袋冷敷瘀伤部位 20 分钟以止血。

- 48 小时后，使用热毛巾敷 10 分钟，1 天 3 次，促使吸收瘀血。

4. **使用止痛药**

根据需要，可以使用对乙酰氨基酚（如泰诺林）或布洛芬（如艾德维尔）缓解疼痛（使用剂量请参考附录表 A 和表 E）。

5. **如果孩子出现下述任一症状，请致电医生**

- 出血，而且直接按压无法止血。

- 出现伤口感染（化脓、发红或有压痛）。

- 伤口 10 天内没有愈合。

- 孩子的情况变差。

谨记：如果孩子出现上述"致电医生"症状中的任意一项，请致电医生。

第三十八章

免疫接种反应

定义

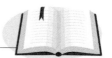

- 家长认为孩子对最近一次免疫接种发生了反应。
- 包括接种如下疫苗发生的反应：白百破疫苗（DTaP）、麻风腮疫苗（MMR）、脊髓灰质炎疫苗、b 型流感嗜血杆菌疫苗（Hib）、甲肝疫苗、乙肝疫苗（HBV）、流感疫苗、水痘疫苗、肺炎疫苗、脑膜炎球菌疫苗、轮状病毒疫苗、人乳头瘤病毒疫苗。

症状

- 接种疫苗 24 小时以内，多会出现接种部位局部肿胀、发红和疼痛的症状。这样的过敏反应通常会持续 2~3 天，但白百破疫苗（DTaP）导致的反应有可能持续 7 天。
- 接种大部分疫苗后 24 小时内，还可能会发热，持续 1~2 天。
- 如果接种的是减毒活疫苗（如麻风腮疫苗和水痘疫苗），发热和全身反应通常会在第 1~4 周内出现。
- 严重的过敏反应很少见，接种任何疫苗都有可能引起。

什么时候致电医生

如果出现下述任一症状（孩子可能需要救护车），请拨打急救电话 120

- 呼吸困难或吞咽困难。
- 无法移动或很虚弱。
- 失去意识、无反应或很难被唤醒。

如果孩子出现下述任一症状，请立即致电医生

- 孩子看起来很不舒服。
- 小于 3 个月的孩子发热高于 38.0℃腔温（注意：小宝宝发热，没有看医生前不能给任何退热药）。
- 发热超过 40.0℃，服用退热药 2 小时后没有改善。
- 尖锐的，不同寻常地哭闹超过 1 小时。
- 连续哭闹超过 3 小时。
- 接种疫苗 48 小时（2 天）后，注射部位出现红肿或红色条纹。
- 接种部位的红肿或红色条纹扩大，且大于 2.5 厘米。

如果孩子出现下述任一症状，请在 24 小时内致电医生

- 家长认为孩子需要看医生。
- 孩子发热超过 3 天。
- 退热 24 小时后又复热。
- 接种麻疹疫苗，出现皮疹（第 6~12 天开始出现）持续超过 3 天。

如果孩子出现下述任一症状，请在工作时间内致电医生

- 家长有其他问题或担忧。
- 注射部位出现疼痛、发红或肿胀症状，且持续超过 3 天。
- 接种疫苗后，易激惹状态持续超过 3 天。

如果孩子出现下述症状，建议在家自行观察护理

- 免疫接种的正常反应，且家长认为孩子暂时不需要看医生。

免疫接种反应的家庭护理建议

免疫接种正常反应的家庭护理建议

1. 安心小贴士

- 所有这些反应说明疫苗是有效的。

- 孩子的身体正在产生能够预防真正疾病的新抗体。
- 这些症状大部分只会持续 2~3 天。

2. 注射部位的反应

- 局部冷敷：打预防针之后，注射部位开始疼痛或有压痛时，根据需要，每小时可以用冷敷包或湿毛巾裹着冰袋冷敷 20 分钟。
- 止痛药：根据需要，可以使用对乙酰氨基酚（如泰诺林）或布洛芬（如艾德维尔）缓解疼痛（使用剂量请参考附录表 A 和表 E）。
- 局部荨麻疹：可以使用 1% 氢化可的松乳膏（非处方药），涂抹患处 1~2 次。

3. 发热

- 接种大部分疫苗 24 小时内，可能会导致孩子发热，而且会持续 2~3 天。
- 如果发热超过 39.0℃，可以使用对乙酰氨基酚（如泰诺林）退热，如果孩子大于 6 个月，也可以使用布洛芬（如艾德维尔）（使用剂量请参考附录表 A 和表 E）。
- 可以饮用一些冷的饮料。避免给孩子穿过多衣物或用毯子（襁褓）包裹孩子。

4. 一般反应

- 所有疫苗都可能会导致孩子轻微哭闹、烦躁、睡不好觉。这通常是由注射部位的疼痛导致的，但有时候原因也不是很清楚。
- 某些孩子可能会嗜睡，食欲不振和不想动也很常见。
- 这些症状都不需要任何治疗，通常会在 24~48 小时内恢复正常。

5. 如果孩子出现下述任一症状，请致电医生

- 发热超过 3 天。
- 持续疼痛超过 3 天。
- 注射部位红肿持续超过 3 天。
- 孩子的状况变得更糟。

常见疫苗接种后的反应

1. 水痘疫苗

- 注射部位疼痛或肿胀 1~2 天（约 19% 的孩子会出现）。

- 接种疫苗后 17~28 天里，可能会出现轻微发热，且持续 1~3 天（约 14% 的孩子会出现）。如果发热超过 39.0℃，可以口服对乙酰氨基酚或布洛芬退热。

- 孩子疼痛或发热接种水痘疫苗后 6 周内，都不要给孩子用阿司匹林（原因：有发瑞氏综合征的风险，一种罕见但严重的脑部疾病）。

- 接种部位出现水痘样皮疹（通常 2 处皮损）（约 3% 的孩子会出现）。

- 全身出现水痘样皮疹（通常 5 处皮损）（约 4% 的孩子会出现）。

- 接种疫苗后第 5~26 天里，可能会出现轻微的皮疹，通常会持续几天。

- 因接种疫苗而出皮疹的孩子，是可以正常上学或幼儿园的（原因：实际上，这些疹子是不传染的）。

- 例外：如果孩子全身都有水疱，就让孩子在家休息，避免上学（原因：孩子可能真的患水痘了）。

- 护理措施：如果接种疫苗而出现的皮疹里包含液体，可以用干净纱布或创可贴包好。

2. 白百破疫苗（DTaP）或白破疫苗（DT）

以下是接种 DTaP 疫苗可能出现的无害反应：

- 接种疫苗后，注射部位可能会出现疼痛、触痛、肿胀或发红的症状（约 25% 的孩子会出现），且可能会持续 24~48 小时。

- 发热（约 25% 的孩子会出现），可能会持续 24~48 小时。

- 轻度嗜睡（约 30% 的孩子会出现）、焦躁（约 30% 的孩子会出现）、或食欲不振（约 10% 的孩子会出现），可能会持续 24~48 小时。

- 接种白百破（DTaP）疫苗第 4、第 5 剂后，约有 5% 的孩子注射部位会发生严重肿胀，直径超过 10 厘米。大部分孩子仍然可以正常活动手脚。

- 不经过任何治疗，大腿或手臂上的大肿块也会在 3（约 60% 的孩子会出现）到 7 天（约 90% 的孩子会出现）内自行消退。这并不是过敏，而且以后可以继续接种白百破（DTaP）疫苗。

3. b 型流感嗜血杆菌（Hib）疫苗

- 没有严重反应的报告。
- 约 1.5% 的孩子会出现注射部位疼痛或轻度发热。

4. 甲肝疫苗

- 没有严重反应的报告。
- 约 20% 的孩子会出现注射部位疼痛，约 10% 的孩子会出现食欲不振，约有 5% 的孩子会头痛。
- 一般不会发热。
- 如果出现这些症状，通常会持续 1~2 天。

5. 乙肝（HBV）疫苗

- 没有严重反应的报告。
- 约 30% 的孩子可能会出现注射部位疼痛，约 3% 的孩子会轻度发热。
- 因接种疫苗而发热的情况很少见。小于 2 个月的宝宝，因接种乙肝疫苗而发热，都需要医生仔细检查。

6. 流感疫苗（季节性或 H1N1 型）

- 接种流感疫苗后 6~8 小时里，约有 10% 的孩子可能会出现接种部位疼痛、触痛、肿胀的症状。
- 约有 18% 的孩子会轻度发热，低于 39.5℃。发热主要发生在小宝宝身上。
- 鼻腔喷雾型流感疫苗（季节性或 H1N1 型）可能会导致鼻塞、流鼻涕或轻微发热。

7. 麻疹疫苗

- 注射疫苗后 6~12 天里，可能会引起发热（约 10% 的孩子会出现）和皮疹（约 5% 的孩子会出现）。
- 约 10% 的孩子会轻度发热低于 39.5℃，通常会持续 2~3 天。
- 身体躯干部位可能会出现轻微粉红色皮疹，一般持续 2~3 天。
- 皮疹不需要治疗，也不会传染。
- 如果出现下述症状，请致电给医生。
  - ——皮疹变得非常痒。
  - ——皮疹变成紫色斑点。
  - ——皮疹持续超过 3 天。

8. 脑膜炎球菌疫苗

- 没有严重反应报告。
- 接种疫苗后，约 50% 的孩子注射部位会疼痛 1~2 天，约 15% 的孩子手臂活动会受限。轻度发热的约有 4%，约 40% 的会出现头痛，还有约 20% 的可能会出现关节疼痛。
- 疫苗不会引起脑膜炎。

9. 腮腺炎或风疹疫苗

一般没有什么反应，偶尔可能会出现注射部位疼痛。

10. 人乳头瘤病毒疫苗

- 没有严重反应报告。
- 约 80% 的孩子注射部位会痛几天。
- 注射部位轻微红肿（约 25% 的孩子会出现）。
- 约 10% 的孩子会发热超过 38.0℃，还有 1%~2% 的孩子发热会超过 39.0℃。

11. 肺炎球菌疫苗

- 没有严重反应报告。

- 15%~30% 的孩子会出现注射部位疼痛、触痛、发红的症状。
- 约 15% 的孩子会轻度发热，低于 39℃，持续 1~2 天。

12. 脊髓灰质炎疫苗

- 注射性脊髓灰质炎疫苗偶尔会导致肌肉酸痛。
- 美国已经不使用口服型疫苗。

13. 轮状病毒疫苗

- 口服轮状病毒疫苗没有严重反应的报告。
- 约 3% 的孩子会出现轻度腹泻或呕吐，持续 1~2 天。
- 不会发热。

> 谨记：如果孩子出现上述"致电医生"症状中的任意一项，请致电医生。

第三十九章

锐器扎伤

定义

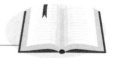

• 皮肤被锐器扎伤。

可能的原因：

• 常见的伤人锐器有钉子、缝纫针、铅笔、牙签。

• 铅笔芯的成分是无毒的石墨而不是有毒的金属铅。彩色铅笔的笔芯也无毒。

如果这个主题不合适，请参考更多其他合适的主题

• 动物引起的伤害（请参考第四十五章，动物咬伤）。

• 割伤或刮伤（不是扎伤）[请参考第三十七章，割伤、擦伤和瘀伤（皮肤损伤）]。

• 异物（碎片等）扎进皮肤（请参考第四十一章，小刺扎进皮肤）。

什么时候致电医生

需要立即拨打急救电话 120 的情况（孩子可能需要救护车）

• 头部、颈部、胸部或腹部受伤，伤口很深。

需要立即致电医生的情况

• 家长认为孩子伤势严重。

• 直接按压伤口 10 分钟仍无法止血。

• 头部、颈部、胸部、腹部受伤，伤口不是太深。

• 关节部位被刺伤。

- 锐器尖部折断在体内或找不到。
- 伤口可能有异物残留。
- 脚被刺伤，孩子无法站立（用力或步行）。
- 被用过的针头或废弃的注射针头刺伤。
- 锐器本身或周围环境卫生较差（如谷仓）。
- 未接种过破伤风疫苗。
- 伤处留有色素或污渍，冲洗 15 分钟依然无法清除。
- 剧烈疼痛。
- 伤口有感染迹象（红肿、红痕或触痛）。
- 发热。

需要 24 小时内致电医生的情况

- 家长认为孩子需要看医生。
- 孩子最近一次接种破伤风疫苗已超过 5 年。

需要工作时间致电医生的情况

- 家长有其他问题或担忧。

可以在家自行护理的情况

- 轻微刺伤，家长认为孩子暂时不需要看医生。

家庭护理建议

1. 清洁

- 用肥皂和温水洗伤口 15 分钟。
- 如果有脏东西粘在伤口上，可以用毛巾轻轻来回擦洗伤口以清除污物。
- 不用为伤口又出一点血而担心，这还可能有助于细菌清除。

2. 清创

用酒精消过毒的精细手术剪，剪掉那些影响愈合的已经快脱落的皮肤碎片。

3. 抗生素软膏

为了降低感染风险，可以先涂抗生素软膏，然后再贴创可贴。在头2天里，每隔12小时重新清洗一次伤口，然后抹上抗生素软膏。

4. 止痛药

疼痛难以忍受的话，可以用对乙酰氨基酚或布洛芬缓解疼痛（使用剂量请参考附录表 A 和表 E）。

5. 预期康复过程

刺伤伤口一般会在 1~2 个小时内闭合，疼痛的感觉也会在 2 天内消失。

6. 如果孩子出现下述任一症状，请致电医生

- 擦洗 15 分钟仍无法清除伤口里的污物。
- 疼痛加重。
- 伤口有感染迹象（红肿、红痕或触痛）。
- 孩子病情恶化。

谨记：如果孩子出现上述"致电医生"症状中的任意一项，请致电医生。

第四十章

皮肤局部不明原因的红肿或出疹

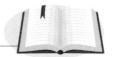

定义

- 身体的某一小部分出现皮疹（分散或聚集）。
- 疹子呈红色或粉红色。
- 形态可能是小点状、大点或红色块状。
- 包括皮肤局部红肿或过敏。

可能的原因
- **主要原因**：皮肤接触某些刺激物导致。

孩子返校
- 孩子身体局部皮肤出现疹子，可以正常上学或幼儿园。

如果想了解其他相关主题，请参考以下章节
- 昆虫叮咬（请参考第四十七章，昆虫叮咬）。

什么时候致电医生

如果出现下述状况，请拨打急救电话 120（孩子可能需要救护车）
- 孩子无法移动或非常虚弱。

如果孩子出现下述任一症状，请立即致电医生（无论白天还是夜晚）
- 孩子看起来很不舒服。

- 皮肤出现紫色或血红色斑点，已知不是外伤或摩擦导致的。
- 皮肤局部发红、发亮或呈红色条纹状（不是晒伤）。
- 出疹部位非常痛。
- 孩子小于 1 个月，且疹子像水疱（如水痘）。

如果孩子出现下述任一症状，请在 24 小时内致电医生

- 家长认为孩子需要看医生。
- 孩子严重瘙痒或开始发热。
- 皮疹部位灼烧痛或感染性皮疹。
- 青少年生殖部位长疹子。
- 疑为莱姆病（靶心皮疹、蜱虫咬伤或接触蜱虫）。

如果孩子出现下述任一症状，请在工作时间致电医生

- 家长有其他问题或担忧。
- 不明原因的水疱（例外：接触毒葛导致的皮疹）。
- 粉刺（可以使用抗生素软膏）。
- 手指脱皮。
- 皮疹持续时间超过 7 天。

如果孩子出现下述状况，建议在家自行观察护理

- 皮肤局部轻微皮疹，家长认为孩子暂时不需要看医生。

皮肤局部皮疹的家庭护理建议

1. 安心小贴士

皮肤局部出现皮疹，一般是接触刺激物导致的。

2. 避免接触刺激物

- 尽量找出刺激物。
- 可能的刺激物有植物（如毒葛）、化学物质（如化学溶剂、杀虫剂）、

玻璃纤维、洗涤剂、新化妆品或新首饰(如含镍的)。

- 宠物也可能是刺激物(如毒葛或橡木)的媒介,宠物接触过这些刺激物,再带到孩子身上。

3. 避免肥皂

使用肥皂和清水彻底洗去刺激物之后,就要避免使用肥皂,需要再次清洗这个部位的时候只能用温水。

4. 局部冷敷

可以使用湿毛巾冷敷出疹部位 20 分钟,每三四小时一次,可以减轻瘙痒或疼痛。

5. 类固醇软膏

严重一些的瘙痒可以用 1% 氢化可的松乳膏(非处方药),每天涂抹患处 4 次(怀疑是皮癣除外)。

6. 避免抓挠

帮孩子剪短指甲,告诉孩子,不要抓挠。

7. 传染性

孩子皮肤局部长疹子,一般没有传染性,可以正常上学或幼儿园。

8. 预期康复过程

疹子一般会在 2~3 天内消退。

9. 如果孩子出现下述任一症状,请致电医生

- 疹子扩散或变得更严重。
- 皮疹持续 1 周以上。
- 孩子的情况变差。

谨记:如果孩子出现上述"致电医生"症状中的任意一项,请致电医生。

第四十一章
小刺扎进皮肤

定义

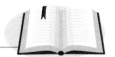

• 诸如木刺、钓鱼钩、玻璃碎片等小异物扎进皮肤。

症状

• **疼痛**：如果刺仅扎到表皮层，则不会引起明显疼痛，但扎得更深的话就会痛了。按压伤处也会痛，例如异物刺入脚掌，一站起来，疼痛就会明显加重。

• **异物感**：大一点的孩子可能说有异物感（"我感觉到这里有东西"）。

可能刺入皮肤的异物类型

• **木质、天然的异物**：小木刺、仙人掌刺、荆棘或牙签。

• **金属异物**：子弹、BB 枪子弹、钉子、缝纫针、别针、大头针。

• 玻璃纤维的尖端。

• 有的鱼钩有倒刺，会特别不好拔出。

• 玻璃碎片。

• 铅笔芯（石墨）。

• 塑料类异物。

什么时候致电医生

需要立即致电医生的情况

• 异物深入皮肤（如针或牙签刺入脚掌）。

• 异物有倒刺（如鱼钩）。

• 异物是 BB 枪子弹。

- 异物导致剧烈疼痛。
- 家长不敢自己动手清除异物。
- 家长无法清除异物。
- 患处皮肤出现感染征象。
- 发热。

需要 24 小时内致电医生的情况

- 家长认为孩子需要看医生。
- 异物深入皮肤，且孩子 5 年内没有接种过破伤风疫苗。

需要工作时间致电医生的情况

- 家长有其他问题或担忧。

可以在家自行护理的情况

- 异物非常细小、刺入较浅、没引起疼痛且不需要清除。
- 可以拔掉的仙人掌刺，植物尖端或玻璃纤维尖端。
- 可以自行清理的小碎片、小刺，家长认为可以自行清理。

家庭护理建议

1.碎片细小、伤口无痛

数量较多刺入较浅，且未引起疼痛的小碎片，可以不用清除。皮肤的正常生长最终会让它们自然脱落，或皮肤将它们包围起来形成一个小疙瘩，最后自然清除。

2.细小、引起疼痛的植物荆棘

- 仙人掌刺、大荨麻刺等很容易被镊子夹断，不容易除尽。
- 首先用包装胶带，轻贴在皮肤表面，试着清除异物。
- 如果胶带无效，可以试试用脱毛蜡。在患处涂一层脱毛蜡，等待 5 分钟让其自然晾干，也可用吹风机加速干燥过程，然后再剥掉蜡层，大部分异物会被带出来。剩余的异物会随着皮肤的自然生长而脱落。

3.针和镊子

- 对大一点的尖刺和碎片,可以试试用针和镊子来清除。
- 选择尖端可以准确对齐的镊子,使用前要用酒精消毒。
- 动手清除异物前,先用酒精消毒患处皮肤。找不到酒精的话,也可以用肥皂水洗,但要注意,不要把患处长时间浸泡在水里,因为木质异物可能会遇水膨胀而更难拔出。
- 用针挑开皮肤,完全暴露异物末端。最好在光线好的地方进行,也可以用放大镜来帮忙。
- 然后用镊子紧紧地夹住异物末端,保持与刺入时一致的角度拔出。对于垂直刺入或刺入指甲下面的碎片,需要第一次就紧紧夹住。
- 对于那些插到指甲下的小刺,我们可以剪掉一些指甲边,让小刺的末端暴露得更好以便操作。
- 较浅、水平刺入的小碎片(可以完全看到),通常可以被拔除。如果不小心夹断了,可以用消毒的针挑开皮肤,暴露异物末端,用镊子把剩下的异物夹出来。

4.抗生素软膏

清除异物前,用肥皂和清水清洗患处。移除异物后可以涂上抗生素软膏,来预防感染。

5.如果孩子出现下述任一症状,请致电医生

- 家长无法清除异物。
- 清除时疼痛加剧。
- 有感染的征象。
- 孩子情况恶化。

谨记:如果孩子出现任何上述"致电医生"症状中的一项,请致电医生。

第十一部分

皮肤广泛症状

第四十二章

荨麻疹

定义

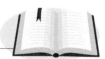

- 风团样皮疹，伴瘙痒，皮疹中心的颜色比周围苍白。

症状

- 瘙痒明显。
- 有时候像蚊子叮咬的包。
- 荨麻疹皮疹的直径为 1~10 厘米。
- 皮疹的形状多变，且会迅速变化。
- 皮疹高出皮面，皮疹中心的颜色比周围苍白 (伴抓痕)。

可能的原因

- 想要确定全身性荨麻疹的原因并不容易。全身性荨麻疹常见的原因有病毒感染，对食物、药物、昆虫叮咬或其他物质过敏。食物过敏所致的荨麻疹通常可以在 6 小时内消退。
- 局部性荨麻疹常见的原因有皮肤接触植物、花粉、食物、唾液或宠物。药物、感染或进食引起的荨麻疹一般都是全身性的而不是局部性的。

如果想了解其他相关主题，请参考以下章节

- 看起来不像荨麻疹 (请参考第四十三章，不明原因的广泛皮疹)。
- 怀疑蚊虫叮咬 (请参考第四十七章，昆虫叮咬)。

什么时候致电医生

需要立即拨打急救电话 120 的情况（孩子可能需要救护车）

- 呼吸困难或出现喘息。
- 声音嘶哑或频繁急促的咳嗽。
- 吞咽困难、流口水或说话急促，咬字含糊不清。
- 发生过危及生命的过敏反应。

需要立即致电医生的情况（无论白天还是夜间）

- 家长觉得孩子很不舒服。
- 蜜蜂叮咬后、服药后或吃过高风险食物（如花生、鱼）后出现荨麻疹，之前没有出现过类似的过敏反应。
- 不满 1 岁的孩子出现全身性的荨麻疹。

需要 24 小时内致电医生的情况

- 家长认为孩子需要看医生。
- 荨麻疹严重到影响生活（如眼睛肿胀，睁不开，非常痒），服苯海拉明 2 次后症状仍无改善。
- 孩子出现发热或关节肿胀。
- 伴随腹痛或呕吐。

需要工作日致电医生的情况

- 家长有其他问题或担忧。
- 每 6 小时口服一次苯海拉明，总用药时间超过 24 小时，但荨麻疹还是影响到孩子的正常上学或日常活动。
- 怀疑是食物过敏所致。
- 孩子出荨麻疹 3 次或超过 3 次，未查明原因。
- 皮疹持续 1 周以上。

可以在家自行护理的情况

• 孩子出荨麻疹但没有其他并发症，家长认为暂时不需要看医生。

家庭护理建议

1. 局部荨麻疹

• 用肥皂和清水清洗皮肤，以清除过敏原。

• 用冷敷包或冰袋敷患处 20 分钟可以帮助止痒。

• 局部荨麻疹通常在几小时内消退，一般不需要服用苯海拉明。

2. 全身性荨麻疹

• 全身性荨麻疹，伴明显瘙痒，可以给孩子服用苯海拉明（非处方药），一天 4 次（使用剂量请参考附录表 D）。

• 1 岁以内的婴儿不能擅自用药（因为苯海拉明有镇静作用）。请致电医生征询医生建议。

• 如果家里没有苯海拉明，也可以用其他抗组胺剂。

• 坚持服用苯海拉明，每日 4 次，直到荨麻疹持续 4 小时以上未再出现。

3. 食物过敏导致的荨麻疹

• 食物过敏引发的荨麻疹通常持续时间不会很长，一般不会超过 6 个小时。

• 有时候疹子只会出现在口周。

• 食物过敏也有可能引起全身性荨麻疹。

4. 冷水浴

给孩子洗 10 分钟凉水澡，可以缓解瘙痒。注意：水温适当，不要让孩子感到太冷甚至打冷战。用冰袋敷瘙痒处 10 分钟效果也不错。

5. 清除过敏原

给孩子泡澡或者淋浴，换衣服，可以清除花粉和宠物毛。

6. 避免接触过敏原

如果家长已经确定哪些物质 (如食物) 会诱发孩子荨麻疹, 帮助孩子在以后避免接触这些物质。

7. 传染性

- 荨麻疹不具备传染性。
- 只要荨麻疹不影响孩子正常活动, 就可以让孩子上学。
- 如果是病毒感染导致的荨麻疹, 等孩子退热并且自我感觉已经可以参加日常活动时, 就可以让孩子正常上学。

8. 预期康复过程

病毒感染导致的荨麻疹通常会持续 3~4 天后才消退。多数儿童至少会出一次荨麻疹。

9. 如果孩子出现下述任一症状, 请致电医生

- 荨麻疹严重, 服苯海拉明 2 次后仍无改善。
- 连续使用苯海拉明 24 小时, 瘙痒没有缓解。
- 荨麻疹持续 1 周以上。
- 孩子病情恶化。

　　谨记 : 如果孩子出现任何上述 "致电医生" 症状中的一项, 请致电医生。

第四十三章

不明原因的广泛皮疹

定义

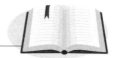

- 全身性或广泛性皮疹。
- 偶尔皮疹出现在双手、双足、臀部。
- 皮疹呈红色。
- 皮疹形态多样，小点到红斑都可以有。

可能的原因

- 常见原因是病毒感染，有时候病毒感染导致的红色皮疹呈对称分布，持续 2~3 天。

何时返校

- 病毒感染导致的皮疹在孩子退热后就没有传染性了。
- 皮疹不多，退热后可以让孩子上学。
- 非常明显地出疹，只有在疹子完全消退或医生说传染性已经消除时，孩子才可以返校。

如果想了解其他相关主题，请参考以下章节

- 荨麻疹（请参考第四十二章，荨麻疹）。
- 晒伤（请参考第四十四章，晒伤）。
- 接种麻疹疫苗后的皮疹（接种麻疹疫苗 7~10 天后出现小红疹）（请参考第三十八章，免疫接种反应）。

什么时候致电医生

需要立即拨打急救电话 120 的情况（孩子可能需要救护车）

- 发热伴有暗红色或紫色的瘀血性皮疹。
- 皮疹突然出现（2 小时内），同时伴有呼吸或吞咽困难。
- 孩子奄奄一息。

需要立即致电医生的情况（白天或晚上）

- 孩子觉得很不舒服。
- 紫色或血红色皮疹，不伴发热。
- 皮肤发红发亮，开始脱皮。
- 皮肤上有大水疱。
- 嘴唇有红色结痂。
- 3 天内服过处方药。
- 发热。
- 来月经，正在使用卫生巾或卫生棉条。

需要 24 小时内致电医生的情况

- 广泛的皮疹用现有的疾病不能解释（原因：需要辨别病因）。

家庭护理建议（需要征求医生意见）

1. 不伴瘙痒的皮疹

　　除了痱子需要洗凉水澡，其他皮疹不需要特殊治疗。

2. 伴瘙痒的皮疹

- 用肥皂和清水清洁皮肤，洗去刺激物。
- 洗凉水澡可以帮助止痒，1 次 10 分钟，1 天 4 次，不需要用肥皂。但应避免水温过低引起寒战。
- 洗完澡后给孩子涂抹炉甘石洗剂或小苏打溶液（5 毫升小苏打兑

120 毫升水）。

3. 退热药

体温超过 39.0℃时，可以给孩子使用对乙酰氨基酚（泰诺林）或布洛芬（使用剂量请参考附录表 A 和表 E）。

4. 传染性

- 大多数病毒性皮疹具有传染性（特别是孩子发热时）。
- 如果没确诊且孩子还在发热，要避免让孩子接触孕妇和其他儿童。
- 皮疹完全消退或医生说可以解除隔离，孩子就可以返校。

5. 预期康复过程

大部分病毒疹会在 48 小时内消退。

6. 如果孩子出现下列状况，请致电医生

- 孩子病情恶化。

　　谨记：如果孩子出现上述"致电医生"症状中的任意一项，请致电医生。

第四十四章

晒伤

定义

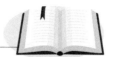

- 被阳光暴晒后，皮肤发红或起水疱。
- 通常晒伤后 4 小时开始红肿疼痛，24 小时左右疼痛达到峰值，48 小时后会有所改善。

晒伤程度分级

- 1 度晒伤最多见，即皮肤充血发红。
- 长时间阳光照射可造成 2 度晒伤，即在皮肤充血发红的基础上出现水疱。
- 晒伤不会造成 3 度烧伤，也在皮肤上留瘢痕。

什么时候致电医生

需要立即拨打急救电话 120 的情况（孩子可能需要救护车）

- 孩子晕倒或身体虚弱。

需要立即致电医生的情况（白天或夜间）

- 孩子看起来很不舒服。
- 体温超过 40.0℃。
- 眼睛疼痛，畏光。
- 皮肤明显疼痛。
- 疑似感染（皮肤化脓，2 天后疼痛感增加）。

需要 24 小时内致电医生的情况

- 家长认为孩子需要看医生。
- 皮肤出现直径大于 12 毫米的大水疱。
- 出现密集的小水疱。
- 脚肿到影响正常行走。
- 脸上出现水疱。

需要工作日致电医生的情况

- 家长有其他疑问或担忧。

可以在家自行护理的情况

- 轻微晒伤，家长认为暂时不需要看医生。

家庭护理建议

轻度晒伤

1. 布洛芬

　　大于 6 个月的孩子，可以使用美林（布洛芬）缓解疼痛。强调尽早使用，6 个小时内开始使用，连用 2 天，可以减少皮肤肿胀和其他不适症状。

2. 糖皮质激素软膏

- 尽快涂抹 1% 氢化可的松乳膏（非处方药），1 天 3 次。
- 强调早期使用，连用 2 天。可以减少皮肤肿胀和疼痛。
- 没有糖皮质激素软膏，可以先用保湿霜暂时应急。

3. 冷水浴

- 用冷敷包冷敷患处，可以减轻疼痛和火辣辣的感觉。
- 对于大面积晒伤，可以洗冷水浴 10 分钟（注意：避免水温过低造成寒战），在洗澡水中添加 60 毫升小苏打，让孩子泡 10 分钟的凉水澡。注意患处不要搽肥皂。

4. 补充水分

鼓励孩子多喝水以补充丢失的水分,预防脱水和头晕。

5. 水疱

- 注意:不要挑破水疱以免感染。
- 对于自然破裂的水疱,用酒精消毒过的剪刀剪掉死皮。

6. 抗生素软膏

- 较大、破裂的水疱,需要使用抗生素软膏(非处方药)。每次使用前先用温水冲洗患处,再涂抹药膏,1 天涂 2 次,连用 3 天。

7. 预期康复过程

第 2~3 天后疼痛会缓解,第 5~7 天后开始脱皮。

8. 如果孩子出现下述任一症状,请致电医生

- 疼痛加剧。
- 有感染迹象。
- 孩子的病情恶化。

防晒

1. 防晒霜

使用防晒指数至少为 SPF15 的防晒霜。浅肤色的孩子需要使用防晒指数更高(如 SPF30)的防晒霜。

- 晒太阳前 30 分钟涂抹防晒霜,能更有效防晒。鼻、耳、脸颊和肩膀都是需要重点保护的部位。
- 游泳或流汗多时,每隔 3~4 小时,需要重新涂抹防晒霜。即使是"防水"的防晒霜也只能在水中保持 30 分钟左右。
- 防晒霜的量要用够。按照标准,成人平均一次需要用 28 克左右防晒霜。
- 预防皮肤癌最好的办法就是防晒。

2. 婴儿和防晒霜

- 婴儿的皮肤比大一点的孩子的更薄，对阳光更加敏感。不足 6 个月的婴儿，应尽量待在阴凉处，避免阳光直晒。如果小宝宝必须暴露在阳光下，可以使用防晒霜，或穿长衣长裤、戴一顶带帽檐的帽子来防晒。

- 到目前为止还没有任何关于防晒霜有害的报道。尽管美国食品和药品监督管理局（FDA）还没有批准小于 6 个月的婴儿使用成人防晒霜，但美国儿科学会建议，如有需要，婴儿也可以使用成人防晒霜，无副作用。

3. 重点保护易晒伤部位——嘴唇、鼻子和眼睛

- 可以使用含有防晒成分的润唇膏来防止嘴唇晒伤。

- 在夏天，如果鼻子或其他部位容易被反复晒伤，可以使用氧化锌和氧化钛药膏来保护，它们可以完全阻断阳光中的紫外线。

- 给孩子佩戴太阳镜可以保护眼睛遭受阳光中的紫外线侵害以及预防白内障。

4. 高危儿童

- 皮肤白皙、总也晒不黑的金发或红发的孩子属于高危儿童。

- 这些孩子要更加注重防晒。即使是短时间暴露在阳光下，也要用防晒霜。

5. 时间安排

在上午 10 点到下午 3 点这段太阳光最强烈的时间里，不要让孩子去户外玩。注意：即使云层挡住太阳，仍然有超过 70% 的紫外线穿透云层照射下来。

谨记：如果孩子出现任何上述"致电医生"症状中的一项，请致电医生。

第十二部分

咬伤和刺伤

第四十五章

动物咬伤

定义

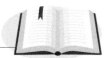

- 宠物、农场动物或野生动物咬伤或抓伤。
- 被人咬伤。

咬伤的风险

- 被人或者动物咬伤，因为伤口被唾液污染，容易发生感染，所以需要看医生。

伤口类型

- **擦伤**：皮肤没有伤口，没有感染的风险。
- **刮伤或划伤**：皮肤表面有伤口，但没有穿透皮肤。继发感染的风险不高，暂不需要使用抗生素。
- **切割伤**：伤口穿透真皮层损伤到脂肪和肌肉组织。感染风险中等，需要仔细观察。及时清理和冲洗伤口，可以帮助清除细菌、预防感染。有可能需要预防性使用抗生素。
- **刺伤**：猫咬所致刺伤尤其容易感染，对猫咬伤很多医生都会预防性使用抗生素。

咬伤分类

- **携带狂犬病病毒的野生动物咬伤**：狂犬病是一种致命的疾病。如果被蝙蝠、浣熊、臭鼬、狐狸、狼，尤其是大型野生动物咬伤，即使这些动物没有狂犬病症状，也都有可能传播狂犬病病毒。虽然蝙蝠的咬痕不明显，但仍可以传播狂犬病。在美国，90% 的狂犬病人是被蝙蝠传染的。

- **小型野生动物咬伤**：被啮齿动物如老鼠、大鼠、鼹鼠、地鼠、金花鼠、土拨鼠和兔子咬伤，幸运的是这些动物大都不携带狂犬病病毒。松鼠很少携带狂犬病病毒，而且即使携带，也不会传染给人类。

- **大型宠物咬伤**：最常见的是被宠物猫、狗咬伤。如果被家养的马咬伤，可以同等对待。家养的猫、狗大多数不会携带狂犬病病毒。宠物猫或宠物狗如果从未出门，通常被视为不携带狂犬病病毒。被宠物猫、狗咬伤的风险不是患上狂犬病而是伤口严重感染。通常，被猫咬伤比被狗咬伤更容易感染。因为猫爪子可能含有唾液，被猫抓伤应与被咬伤等同视之。流浪猫或流浪狗则有可能携带狂犬病病毒。

- **小型宠物咬伤**：小宠物（如沙鼠、仓鼠）一般不携带狂犬病病毒。这些小动物导致的刺伤感染风险比较低，不需要去看医生，同时这些小伤口被感染的可能性也很小。

- **人咬伤**：多数为青少年打架时相互撕咬所致。一拳打到牙齿上使手受伤也应该按咬伤处理。被人咬伤比被动物咬伤更容易感染，手部受伤很容易出现并发症。被小宝宝咬伤，如果没有咬破皮肤，则算安全。

猫、狗以及狂犬病风险

- **室内和室外宠物**：一般认为，家养的猫、狗不会携带狂犬病病毒。在美国和加拿大，流浪的宠物，生病的猫、狗，生活在出现过狂犬病的社区且未接种疫苗的猫、狗，通常被认为有携带狂犬病病毒的风险。

- **城镇与农村**：除了与墨西哥接壤的边境城镇之外，大部分美国和加拿大城市的狗和猫不携带狂犬病病毒。但农村地区的猫、狗携带狂犬病病毒的风险就高一些了。

- **动物无缘无故咬人**：被家里的动物无缘无故地袭击咬伤，表示狂犬病风险增加。

- 发展中国家和美国、加拿大相比：出国旅行时请注意，发展中国家的猫、狗携带狂犬病病毒的风险更高，在发展中国家被咬伤，需要接种狂犬病疫苗。
- 护士和医生必须联合当地公共卫生部门对所在社区的狂犬病风险进行评估。
- **咬伤和划伤的急救建议**：立即用肥皂和清水清洗伤口。
- **咬伤出血的急救建议**：直接用干净的纱布按压伤口止血。

什么时候致电医生

如果出现下述任一症状，请拨打急救电话 120（孩子可能需要救护车）

- 严重出血，无法止血（参考急救建议）。
- 孩子奄奄一息。

如果孩子出现下述任一症状，请立即致电医生（无论白天还是夜晚）

- 孩子觉得很不舒服。
- 直接按压 10 分钟仍无法止血（在医生接手之前，必须保持按压）。
- 接触可能有狂犬病的动物。
- 被野生动物咬破了皮。
- 被宠物咬破了皮（没有穿透皮肤的瘀伤和表面划痕及微小刺伤除外）。
- 被猫咬伤或抓伤，破了皮。
- 手或脸部受伤。
- 被人咬伤，破了皮。
- 发热或伤口有感染迹象。

- 接触蝙蝠或暴露在有蝙蝠的环境中，即使没有咬痕。
- 急救处理请参考急救建议。

如果孩子出现下述任一症状，请在 24 小时内致电医生

- 家长认为孩子需要看医生。
- 孩子已有 5 年没有接种过破伤风疫苗。

如果出现下述状况，请在工作时间致电医生

- 家长有其他疑问或担心。

如果孩子属于下述状况，建议在家自行观察护理

- 没有破皮的咬伤（瘀伤）。
- **小型宠物咬伤**：小刺伤或皮肤表面划伤（猫抓伤除外）。

咬伤的家庭护理建议

1. 清理伤口

- 立即用肥皂和清水清洗伤口 5 分钟。
- 为了降低伤口感染的概率，用流动的自来水冲洗伤口几分钟。
- 为了帮助清理伤口，用点力擦洗伤口，擦到再出少量血为宜。

2. 出血

对出血部位实施 10 分钟的直接按压。

3. 抗生素软膏

对于较小的切割伤，可以涂抹抗生素软膏（非处方药），1 天 3 次，连续使用 3 天。

4. 止痛药

如有需要，可以使用对乙酰氨基酚（泰诺林）或布洛芬缓解疼痛（使用剂量请参考附录表 A 和表 E）。

5. 瘀青

冰敷可以减少出血、疼痛和肿胀，一次敷 20 分钟。

6. 预期康复过程

大部分划伤、刮伤和轻微咬伤的伤口都可以在 5~7 天内愈合。

7. 如果出现下述任一症状，请致电医生

- 伤口有感染趋势（皮肤泛红、化脓）。
- 开始发热。
- 孩子的病情恶化。

谨记：如果孩子出现任何上述"致电医生"症状中的一项，请致电医生。

第四十六章

蜜蜂等蜇伤

定义

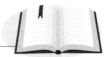

- 孩子被蜜蜂、大黄蜂、马蜂或小黄蜂蜇伤。
- 95% 以上的蜇伤是蜜蜂或小黄蜂蜇伤。

局部反应

- 蜜蜂通过尾部的毒针将毒液注入皮肤中，主要症状是蜇伤部位疼痛、瘙痒、肿胀、发红。
- 严重疼痛或灼烧感会持续 1~2 小时。
- 疼痛之后就是瘙痒。
- 蜇伤后 24 小时内毒液会使肿胀加重。如果蜇伤的是脸部，严重的肿胀可能导致眼睛都睁不开。不过痊愈后没有后遗症。
- 蜜蜂叮咬通常会让皮肤变红。这并不意味着伤口出现感染。蜇伤很少出现感染。
- 发红会持续 3 天，肿胀会持续 7 天。

过敏反应

- 严重、危及生命的过敏反应。
- 主要症状是蜇伤 2 小时内出现呼吸困难、吞咽困难。
- 每 1000 名被蜜蜂蜇伤的儿童中有 4 名会出现过敏反应。
- 被蜜蜂蜇伤后，孩子出现全身性荨麻疹或面部肿胀，通常单独出现，而不是过敏反应的前兆，医生会根据实际情况进行判断。

如果想了解其他相关主题，请参考以下章节

- 不是被蜜蜂、马蜂、小黄蜂蜇伤（请参考第四十七章，昆虫叮咬）。

过敏反应的急救建议——肾上腺素（等待救护人员到来）

- 如果有肾上腺素笔（EpiPen 或 Twinject），立即使用。
- 使用肾上腺素的同时，拨打急救电话 120（原因：生命急救建议）。
- 如果孩子体重超过 30 千克，使用 0.3 毫克自动注射针 EpiPen 或给 0.3 毫升 Twinject。
- 如果孩子体重在 15~30 千克，使用 0.15 毫克自动注射针 EpiPen 或给 0.15 毫升 Twinject。
- 如果孩子体重不到 15 千克，听从医生建议使用（如果有肾上腺素一次性注射针，使用 0.1 毫升）。
- 肾上腺素应注射在大腿外侧上端肌肉（肌内注射）。
- 必要时可以穿着衣物注射。
- **苯海拉明**：注射肾上腺素后，如果孩子能够吞咽，可以给孩子口服苯海拉明或其他抗组胺药。

过敏性休克的急救建议

- 让孩子躺下，抬高脚。

什么时候致电医生

如果出现下述任一症状，请拨打急救电话 120（孩子可能需要救护车）

- 孩子如果出现下列过敏反应，请参考急救的建议。通常蜇伤后 20 分钟，开始出现过敏反应，如果孩子真的过敏，2 小时内会出现过敏反应。
- 气喘或呼吸困难。
- 声音沙哑，咳嗽，喉咙或胸部喘不过气来。
- 吞咽困难或流口水。

- 讲话困难，口齿不清。
- 晕倒或非常虚弱。
- 以前被蜜蜂或小黄蜂蜇伤后，出现过严重的过敏反应（不仅出现荨麻疹症状）。

如果孩子出现下述任一症状，请立即致电医生（无论白天还是夜晚）

- 孩子看起来很不舒服。
- 全身肿胀或出现荨麻疹。
- 蜇伤在口腔内。
- 眼睛被蜇伤。
- 腹痛或呕吐。
- 每 5 千克体重的蜇伤超过 5 处（如果是青少年，全身有超过 50 处蜇伤）。

如果孩子出现下述任一症状，请在 24 小时内致电医生

- 家长认为孩子需要看医生。
- 蜇伤看起来好像出现感染（蜇伤部位出现红条纹、黄色脓水）（注意：蜇伤后 24 小时后，才会开始出现感染和蜂窝织炎。蜇伤后 24 小时内的红肿都是毒素导致的）。
- 严重肿胀（例如，手腕或脚踝等部位肿胀超出关节部位）。

如果出现下述状况，请在工作时间内致电医生

- 家长有其他问题或担忧。

如果出现下列状况，建议在家自行观察护理

- 被蜜蜂或小黄蜂蜇伤后，局部反应正常，家长认为孩子暂时不需要看医生。

蜜蜂等蜇伤的家庭护理建议

1.尽量清除毒针（如果还在）

- 只有蜜蜂会留下毒针。
- 用指甲或信用卡边缘刮掉毒针。
- 如果毒针不在表层，深入皮肤，则可以不用理它，它会随着皮肤的正常愈合而脱落。

2.松肉粉

- 用棉球蘸取松肉粉溶液敷蜇伤处 20 分钟（眼睛周围除外），可以中和毒素，减轻疼痛和肿胀。
- 如果效果不明显，也可以使用含铝的除臭剂或小苏打溶液敷 20 分钟。

3.局部冷敷

- 对于局部持续性疼痛，可以用冰块局部冷敷 10 分钟。

4.止痛药

如有需要，可以使用对乙酰氨基酚（如泰诺林）或布洛芬（如艾德维尔）缓解疼痛和灼烧感（使用剂量请参考附录表 A 和表 E）。

5.抗组胺剂

如果蜇伤后出现瘙痒，可以使用苯海拉明（使用剂量请参考附录表 D）。

6.氢化可的松乳膏

针对瘙痒、肿胀症状，可以在患处涂抹 1% 氢化可的松乳膏（非处方药），1 天 3 次。

7.预期康复过程

剧烈疼痛或灼烧感一般只持续 1~2 小时。正常情况下毒液导致的红肿会在蜇伤后 24 小时内增加。发红可以持续 3 天，肿胀则会持续 7 天。

8. 如果孩子出现下述任一症状，请致电医生

- 孩子开始出现呼吸或吞咽困难（主要是蜇伤后 2 小时内）（拨打急救电话 120）。
- 红肿持续超过 3 天。
- 严重肿胀，超出手腕或踝关节。
- 蜇伤开始出现感染。
- 孩子状况变得更差。

> 谨记：如果孩子出现任何上述"致电医生"症状中的一项，请致电医生。

第四十七章

昆虫叮咬

定义

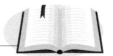

- 孩子被昆虫（虫子）咬伤。
- 大多数是被蚊虫叮咬。
- 本章不包括蜜蜂、蜱虫和蜘蛛叮咬。

症状

- 昆虫叮咬通常会导致小小的红色肿包。
- 通常看起来类似局部荨麻疹（一个大肿包或几个小肿块）。
- 有时候还会在昆虫叮咬的地方起一个小水疱，特别是年幼的孩子。
- **发痒**：蚊子、螨虫（秋螨）、跳蚤、臭虫叮咬通常会导致瘙痒、红疙瘩。
- **疼痛**：马蝇、鹿虻、蚊子、红火蚁、收获蚁、斑蝥和蜈蚣叮咬通常会导致疼痛、红肿。几小时内红火蚁叮咬就会起水疱或丘疹。

蚊虫叮咬：反应类型

- 在北美，蚊虫叮咬通常会让人觉得烦恼，会导致皮肤红肿瘙痒。看起来就好像是局部荨麻疹一样（一个大肿块或几个小肿包）。
- 当蚊子叮咬人时，会把各种化学物质注射到皮肤中。红疙瘩其实就是身体对这些化学物质的过敏反应。皮肤对此的反应与荨麻疹相似。
- 对于一处叮咬，如果身体有其他部位被蚊子叮咬，那就怀疑是蚊子叮咬。脸部被蚊子叮咬，可以导致眼睑肿胀好几天。蚊子叮咬会导致严重红肿（尤其是 1~5 岁的儿童）。
- 蚊子有时也是传播血液疾病（如西尼罗病毒）的媒介。

过敏反应

- 严重的过敏反应可危及生命。

- 主要症状是叮咬后 2 小时内出现呼吸困难、吞咽困难，通常在叮咬 20 分钟后发作。

- 蜜蜂、小黄蜂、大黄蜂或红火蚁叮咬可能会发生过敏反应，其他昆虫叮咬比较少出现过敏反应。

如果想了解其他相关主题，请参考以下章节

- 蜜蜂或小黄蜂蜇伤（请参考第四十六章，蜜蜂等蜇伤）。

- 蜱虫叮咬（请参考第四十八章，蜱虫叮咬）。

- 看起来不像昆虫咬伤（请参考第四十章，皮肤局部不明原因的红肿或出疹）。

过敏反应的急救建议——肾上腺素（等待救护人员到来）

- 如果有肾上腺素笔（EpiPen 或 Twinject），立即使用。

- 使用肾上腺素的同时，拨打急救电话 120（原因：生命急救建议）。

- 如果孩子体重超过 30 千克，使用 0.3 毫克自动注射针 EpiPen 或给 0.3 毫升 Twinject。

- 如果孩子体重在 15~30 千克，使用 0.15 毫克自动注射针 EpiPen 或给 0.15 毫升 Twinject。

- 如果孩子体重不到 15 千克，听从医生建议使用（或如果有肾上腺素一次性注射针，使用 0.1 毫升）。

- 肾上腺素应注射在大腿外侧上端肌肉（肌内注射）。

- 必要时可以隔着衣物注射。

- **苯海拉明**：注射肾上腺素后，如果孩子能够吞咽，可以给孩子口服苯海拉明或其他抗组胺药。

过敏性休克的急救建议

- 让孩子躺下，抬高脚。

什么时候致电医生

如果出现下述任一症状，请拨打急救电话 120（孩子可能需要救护车）

- 出现下列过敏反应症状，请参考急救建议。通常在叮咬 20 分钟后到 2 个小时内出现过敏症状。
- 呼吸困难或气喘。
- 快速出现声音嘶哑或咳嗽。
- 吞咽困难、流口水或很快出现口齿不清。
- 被同样的昆虫叮咬，以前发生过严重、危及生命的过敏反应。
- 很难被唤醒。
- 思维混乱，表达不清。

如果孩子出现下述任一症状，请立即致电医生（无论白天还是夜晚）

- 孩子看起来很不舒服。
- 脖子僵硬（下颌不能碰到胸部）。
- 除叮咬处外，身体其他部位也出现荨麻疹或肿胀。
- 小于 1 岁的孩子被超过 20 只红火蚁叮咬。

如果孩子出现下述任一症状，请在 24 小时内致电医生

- 家长认为孩子需要看医生。
- 孩子严重疼痛，且服用止痛药 2 小时后，疼痛没有缓解。
- 叮咬 48 小时（2 天）后，咬伤部位出现新的红肿或红色条纹。
- 咬伤部位发红或红色条纹超过 2.5 厘米。

如果孩子出现下述任一症状，请在工作日致电医生

- 家长有其他问题或担忧。

- 结痂看起来好像出现感染（流脓或伤口增大），而且使用抗生素软膏 2 天后没有改善。

如果孩子属于下列症状，建议在家自行观察护理

- 昆虫叮咬的正常反应，家长认为孩子暂时不需要看医生。
- 家长想咨询驱虫剂问题（如避蚊胺）。

昆虫叮咬的家庭护理建议

昆虫叮咬的护理

1. 安心小贴士

- 大多数昆虫叮咬都会导致红肿，有的较大（类似荨麻疹），有的红肿中间还有一个小水疱。这些都是昆虫叮咬的正常反应。
- 咬伤处出现大块的荨麻疹，也并不表示孩子过敏。
- 昆虫咬伤导致的红肿，并不意味着感染。

2. 昆虫叮咬导致的（包括蚊虫叮咬）瘙痒

- 类固醇软膏：可以减少瘙痒，在咬伤处涂抹 1% 氢化可的松乳膏（非处方药），1 天 4 次，直到瘙痒彻底消失。如果没有药膏，也可以使用小苏打黏糊，直到买到药膏。
- 如果前两者都没有，可以用湿毛巾包着冰块冷敷患处 20 分钟。
- 紧紧地、快速地、直接地、稳定地按压患处 10 秒钟也可减轻瘙痒。也可以使用指甲、钢笔帽或其他东西按压。
- 抗组胺剂：经过局部处理后，如果叮咬处还是很痒，可以尝试口服抗组胺剂，如苯海拉明（非处方药）（使用剂量请参考附录表 D）。有时苯海拉明很有效，尤其是有过敏的孩子。

3. 昆虫叮咬的疼痛

- 用棉球蘸小苏打溶液擦咬伤处 15~20 分钟，一般可以减轻疼痛。
- 也可以用湿毛巾包着冰块冷敷患处 20 分钟。如有需要，可以使

用对乙酰氨基酚（如泰诺林）或布洛芬（如艾德维尔）缓解疼痛（使用剂量请参考附录表 A 和表 E）。

- 抗组胺药对此不起作用。

4. 抗生素软膏

- 如果昆虫咬伤有结痂，且结痂看起来好像出现感染，使用抗生素软膏如 Polysporin（非处方药），1 天 3 次。
- 贴上创可贴保护结痂，防止划伤和扩大伤口。
- 重复清洗伤口，涂上抗生素软膏，再用创可贴包好，1 天 3 次，直至痊愈。
- 注意：仔细观察孩子伤口，防止感染（红肿或红色条纹）扩大。

5. 预期康复过程

- 大部分昆虫叮咬导致的瘙痒会持续好几天。
- 叮咬处粉红或发红通常持续 3 天。
- 肿胀可能会持续 7 天。
- 脸部被昆虫叮咬可能会引起眼睛严重肿胀，但痊愈后没有后遗症。
- 清晨或夜晚睡觉后肿胀会更严重些，醒来站立几个小时后又会改善。

6. 如果孩子出现下述任一症状，请致电医生

- 剧烈疼痛，服用止痛药 2 小时后没有改善。
- 使用抗生素软膏 48 小时后，感染没有减轻。
- 咬伤出现感染（咬伤 48 小时后开始重新发红）。
- 孩子的状况变得更糟。

预防昆虫叮咬

1. 预防

- 穿长裤、长袖衣服、戴帽子。
- 在昆虫最活跃的时候，避免外出。日出和日落时分是很多昆虫（如螨虫、蠓、蚊子）最活跃的时候，叮咬也多发生在这一时段。

- 含有避蚊胺的驱虫剂能有效预防许多昆虫叮咬，使用前请仔细阅读说明书。

2. 避蚊胺产品

- 可以直接用于皮肤。
- 避蚊胺是一种非常有效的驱蚊剂，还能有效驱逐蜱虫等其他虫子。
- 美国儿科学会（AAP 2003）已批准 2 个月以上的孩子可以使用浓度为 30% 或更低的避蚊胺产品。浓度为 30% 的避蚊胺产品可以提供长达 6 小时的保护，而浓度为 10% 的避蚊胺产品能保护 2 小时，根据需要进行选择。
- 如果孩子有吮吸手指或拇指的习惯，则不能把避蚊胺产品涂抹在孩子手部（原因：防止误食）。
- 告诉大一点的孩子，使用三四滴就可以保护整个身体。
- 适用于皮肤暴露区域，不能用于眼睛或口周，也不适用于衣服覆盖的皮肤。任何晒伤或长疹子的部位都不能涂抹避蚊胺产品，因为这些部位的皮肤很容易吸收避蚊胺。
- 返回室内后，记得用肥皂和清水洗干净。
- 注意：避蚊胺会破坏合成纤维布料的服装、塑料（如眼镜）和皮革。避蚊胺可以用于棉质衣服。

3. 氯菊酯产品

- 适用于衣服。
- 含有氯菊酯的产品（如 Duranon、Permanone）是高效的驱蚊剂。它们也能驱逐蜱虫。
- 与避蚊胺产品相比，它们的优势是能用于衣服上，而不需直接用于皮肤。
- 可以用在衬衫袖口、裤子袖口、鞋子和帽子上。
- 也可以用于其他户外用品（如帐篷、睡袋）。
- 氯菊酯产品不能直接用于皮肤，因为直接用于皮肤的话，氯菊酯很快就会失效。

4. 埃卡瑞丁产品

- 埃卡瑞丁是一种新批准使用的驱虫成分，效果相当于浓度 10% 的避蚊胺。

- 用于皮肤或衣服是安全的。

> **谨记：如果孩子出现上述"致电医生"症状中的任意一项，请致电医生。**

第四十八章

蜱虫叮咬

定义

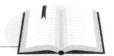

- 蜱虫（棕褐色的小虫子）附着在皮肤上。
- 最近从皮肤上移走过蜱虫。

症状

- 蜱虫叮咬不痛不痒，很容易被忽略好几天。
- 蜱虫会吸血，吸饱了血之后，会变得肿大，很容易被看到。
- 蜱虫吸血 3~6 天后，最终会自己掉下来。

可能的原因

- 硬蜱（狗蜱）大约是西瓜子那么大，有时候会传播落基山斑疹热和科罗拉多壁虱热。
- 鹿蜱大小介于罂粟籽（大针头）和苹果籽之间，有时会传播莱姆病。

莱姆病

- 即使在公认的高风险地区被鹿蜱咬伤，估计莱姆病的发病率也只有 1.4%。
- 蜱虫咬伤后，几乎所有感染均始于游走性红斑（咬伤部位出现红色斑点，周围一圈环形红斑）。
- 这个时候可以服用抗生素。
- 蜱虫叮咬后，并不推荐常规使用抗生素来预防莱姆病。

如果想了解其他相关问题，请参考

- 不是蜱虫叮咬（请参考第四十七章，昆虫叮咬）。

什么时候致电医生

如果孩子出现下述任一症状，请立即致电医生（无论白天还是夜晚）

- 孩子看起来很不舒服。
- 即使尝试了本章建议，家长仍无法帮孩子除蜱。
- 尝试了本章建议，家长无法完整清除蜱虫，蜱虫头断在皮肤里（注意：如果移除的蜱虫会动，表明是完全移除）。
- 孩子在被蜱虫叮咬后 2~14 天出现全身性皮疹。
- 被叮咬后 2~14 天里发热或严重头痛。
- 叮咬部位疑似感染（被叮咬部位出现红条纹、流脓）（注意：感染是在咬伤后至少 24~48 小时才开始出现的）。

如果孩子出现下述任一症状，请在 24 小时内致电医生

- 家长认为孩子需要看医生。
- 孩子被咬伤后出现红色斑点且周围一圈环形红斑（莱姆病皮疹开始出现在咬伤后 3~30 天里）
- 身体虚弱，无精打采，没有笑容。

如果出现下述状况，请在工作日致电医生

- 家长有其他问题或担忧。

如果孩子属于下列症状，建议在家自行观察护理

- 蜱虫叮咬，没有并发症，家长认为暂时不需要看医生。

蜱虫叮咬的家庭护理建议

蜱虫叮咬处理

1. 安心小贴士

- 大多数蜱虫叮咬都没有后遗症。
- 通过蜱虫传播疾病比较罕见。
- 如果蜱虫仍然附在皮肤上，需要将其移走。
- 使用凡士林、指甲油或酒精是无法移走蜱虫的，热烫冷敷对蜱虫也没有用。

2. 移走硬蜱首选肥皂液棉球

- 把棉球浸泡在肥皂液中，直到完全浸透。
- 用吸饱肥皂液的棉球盖住蜱虫。
- 盖住蜱虫保持 30 秒。
- 当移走棉球时，通常也会把蜱虫带走。

3. 移走硬蜱其次选用镊子

- 用镊子夹起蜱虫，尽可能夹嘴部（蜱虫头部），即靠近皮肤表面的位置，越近越好。
- 轻轻拉出蜱虫，避免扭曲和夹碎蜱虫。
- 保持稳定按压，直到蜱虫松开抓咬。
- 如果没有镊子，也可以用手指。用示指和拇指捏住蜱虫躲藏的皮肤，用环形线穿过上、下腭或将针放在蜱虫的上、下腭之间，轻拉移走蜱虫。

4. 移走鹿蜱

- 可以用指甲或信用卡边缘刮掉。

5. 蜱虫头

- 如果硬蜱头部断在皮肤中，也要移除。
- 用酒精消毒皮肤。

- 使用无菌针挑开皮肤，找到并移除蜱虫头部。
- 即使还有小块蜱虫头残留在皮肤中，也不必担忧，因为皮肤的正常生长最终也会让其脱落。
- 如果蜱虫头大部分残留在皮肤中，请致电医生。

6. 抗生素软膏

- 移走蜱虫后，用肥皂和清水清洗手和伤口，避免得蜱虫病。处理蜱虫后，在叮咬处使用抗生素软膏如 Polysporin（非处方药）。

7. 预期康复过程

- 蜱虫叮咬既不痛也不痒，经常不会引起注意。

8. 如果孩子出现下述任一症状，请致电医生

- 家长无法移走蜱虫或蜱虫头。
- 孩子被叮咬 2 周内发热或出皮疹。
- 叮咬部位开始出现感染。
- 孩子的情况变得更差。

预防蜱虫叮咬

1. 预防

- 在蜱虫多的地区徒步旅行时，穿长衣长裤，把裤脚塞入袜子中，在鞋子和袜子上喷驱虫剂。
- 氯菊酯产品可以用于服装上驱逐蜱虫，比避蚊胺产品更有效。

2. 蜱虫驱虫剂——避蚊胺

- 避蚊胺能有效地驱逐蜱虫。
- 对于儿童和青少年，建议使用避蚊胺浓度为 30% 的产品（APP 2003）（避蚊胺浓度为 30% 的产品能有效保护长达 6 小时）。

3. 用于衣物上的驱虫剂氯菊酯产品

- 含有氯菊酯的驱虫剂（如 Duranon、Permanone）也能有效驱逐蜱虫。
- 与避蚊胺产品相比，它们的优势是能用于衣服上，而不是直接用

于皮肤。可以直接喷在袖口、袜子、鞋子上，也可以用在其他户外用品上（如帐篷、睡袋）。

- 氯菊酯驱虫剂不能用于皮肤上（原因：接触皮肤会迅速失效）。

谨记：如果孩子出现上述"致电医生"症状中的任意一项，请致电医生。

第十三部分

发热

第四十九章

发热

定义

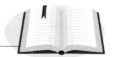

- 如果孩子体温出现如下状况，就是发热：

  ——肛温、耳温或颞动脉温度：38.0℃或更高。

  ——口温：37.8℃或更高。

  ——腋温（腋窝）：37.2℃或更高。

  ——局限性：小于6个月的宝宝耳温（鼓膜）测量值不可靠。

  ——对于小宝宝，颞动脉和皮肤红外温度是可以信赖的。

  ——如果孩子只有发热症状，请参考本章指导原则。

可能的原因

- 感冒和其他病毒感染是主要原因。

- 最初的24小时里，发热可能是唯一症状（如病毒性发热）。随后才会出现其他症状（如流鼻涕、咳嗽、腹泻）。如果是婴儿玫瑰疹（也称幼儿急疹），在最初的2~3天里，发热是唯一的症状。

- 通常不能立即确定发热的原因，只有等到其他症状出现才能判断，这可能需要24小时。

- 细菌感染（如链球菌性咽喉炎、尿路感染）也会引起发热。

- 出牙不会导致发热。

发热和哭闹

- 发热本身不会引起孩子过多哭闹。

- 在确诊其他原因前，发热的宝宝频繁哭闹往往是由疼痛引起的。

- 哭闹可能是耳内感染、泌尿系统感染、咽喉肿痛导致的。

体温的正常波动范围

• 肛温：平均温度是 37.0℃，通常早上最低温度 36.0℃，傍晚温度最高，是 37.9℃，体温在此区间波动。

• 口腔温度：平均温度是 36.5℃，通常早上的温度最低是 35.5℃，下午的温度最高是 37.7℃，体温在此区间波动。

孩子返校

• 退热后，孩子感觉良好，可以参加正常活动，就可以上学或去幼儿园了。

如果想了解其他相关主题，请参考以下各章

• 除了发热，还表现出其他症状，请根据其他症状参考相应章节（例如第十一章，感冒；第二十三章，咳嗽；第十九章，咽喉痛；第九章，耳痛；第十四章，鼻窦疼痛或堵塞；第二十八章，腹泻；第二十九章，呕吐腹泻；第三十章，呕吐不伴腹泻；第四十三章，不明原因的广泛皮疹）。

• 接种疫苗后 24 小时内发热（请参考第三十八章，免疫接种反应）。

• 接种麻疹疫苗后 6~12 天或接种水痘疫苗后 17~28 天，开始发热（请参考第三十八章，免疫接种反应）。

什么时候致电医生

如果出现下述任一症状（孩子可能需要救护车），请立即拨打急救电话 120

• 孩子无法移动或很虚弱。

• 孩子反应迟钝或很难唤醒。

• 呼吸困难或口唇发绀。

• 皮肤发绀或出现红色斑点。

如果孩子出现下述任一症状，请立即致电医生

- 孩子看起来很不舒服。
- 清醒时精神差。
- 呼吸困难。
- 吞咽液体非常困难。
- 孩子意识不清（神志不清），脖子僵硬，或囟门肿胀。
- 热性惊厥。
- 小于 3 个月的宝宝发热高于 38.0℃ 直肠给药（注意：没有看过医生之前，不能给宝宝任何退热药）。
- 孩子发热超过 40℃，服用退热药 2 小时后没有改善。
- 非常烦躁（如无法安抚地哭闹，被触碰或移动都会导致孩子哭闹）。
- 胳膊或腿不能正常活动。
- 出现脱水迹象（如口干，超过 8 小时没有小便）。
- 排尿疼痛或有灼烧感。
- 可疑的疼痛。
- 慢性疾病（如镰状细胞病）或药物治疗（如化疗）导致孩子免疫力下降。

如果孩子出现下述任一症状，请在 24 小时内致电医生

- 家长认为孩子需要看医生。
- 3~6 个月的孩子发热。
- 6~24 个月的孩子发热超过 24 小时，且没有其他症状（即没有感冒、咳嗽、腹泻等症状）。
- 尽管服用了退热药，但孩子仍然反复发热超过 40.0℃。
- 退热 24 小时后又复发热。
- 发热超过 3 天。

如果属于下列状况，请在工作时间致电医生

• 家长有其他疑问或担忧。

如果孩子属于下列状况，建议在家自行观察护理

• 孩子发热，但没有其他症状，家长认为暂时不需要看医生。

家庭护理建议

1. 安心小贴士

发热意味着孩子出现了感染，通常由病毒引起。对于生病的孩子来说，大多数发热是有益的，是身体在对抗感染。清楚以下定义，帮助你了解孩子发热的状况：

• 体温在 37.8~39.0℃，属轻度发热，是有益的、可接受范围。

• 体温在 39.0~40.0℃，属中度发热，有益。

• 体温超过 40.0℃，属发高热，会引起不适，但没有后遗症。

• 体温超过 41.1℃，属非常高的发热，重要的是降温。

• 体温超过 42.3℃，属有危险的高热，发热本身可能会导致脑损伤。

2. 发热处理

• 补充液体和减少衣物。

• 不限量地多喝水（原因：多喝水，皮肤多出汗，汗水蒸发会带走皮肤上热量，帮助降温）。

• 给孩子穿单层轻薄的衣服，睡觉时盖一层薄毯（不要捆绑）（注意：即使过热小宝宝也不会自己脱衣服，需要家长细心照顾）。

• 如果孩子体温在 37.8~39.0℃，以上是唯一需要的处理措施（没有必要使用退热药）。

3. 退热药

• 如果发热让孩子觉得不舒服，就需要使用退热药。体温通常超过39.0℃。

- 给予对乙酰氨基酚(如泰诺林)或布洛芬(如艾德维尔)退热(使用剂量请参考附录表 A 和表 E)。
- 退热的目标是把体温降到一个令孩子感觉舒适的水平。记住,退热药通常会降低体温 1.0~1.5℃。
- 避免使用阿司匹林(原因:瑞氏综合征的风险,一种罕见但严重的脑部疾病)。
- 避免交叉使用对乙酰氨基酚和布洛芬(原因:没有必要具有剂量重复的风险)。

4. 海绵擦身

- 注意:对于高热,海绵擦身是可选而非必需的方法。
- 指导:如果发热超过 40.0℃,海绵擦身是无法退热的,需要使用对乙酰氨基酚(如泰诺林)或布洛芬(如艾德维尔)来退热(永远要先用退热药)。
- 如何用海绵擦身:用温水 29.4~32.2℃,不能使用酒精,用海绵擦身 20~30 分钟。
- 如果孩子打冷战或觉得冷,请停止擦拭,或提高水温。

5. 孩子返校

退热后,孩子自我感觉良好,可以正常参加活动,就可以上学或幼儿园。

6. 预期康复过程

病毒性疾病导致的发热,体温一般在 38.4~40.0℃,且会持续 2~3 天。

7. 如果孩子出现下述任一症状,请致电医生

- 反复发热超过 40.0℃。
- 小于 3 个月的小宝宝发热。
- 原因不明的发热,持续超过 24 小时(如果孩子小于 2 岁)。
- 持续发热超过 3 天(72 小时)。

• 孩子的情况变得更差。

> 谨记：如果孩子出现上述"致电医生"症状中的任意一项，请致电医生。

第五十章

关于发热的流言和真相

很多家长对孩子发热有认识误区，而只要孩子发热，家长就不淡定了，甚至因不必要的担心而失眠，这叫"发热恐惧症"。总体来说，发热是无害的。了解下面的事实，有助于家长更准确地理解发热。

流言：孩子觉得热，就是发热。

真相：孩子觉得热的原因有很多，比如玩得很兴奋、大哭、刚从暖和的被窝起来或是天气太热了。这些活动都是在"散发热量"。孩子们皮肤的温度应该在 10~20 分钟才能恢复正常。排除这些原因之后，如果孩子还觉得热，并且有生病的表现，约有80% 的情况是孩子发热了。想要确定孩子是否发热，就需要测量孩子的体温。以下是使用不同类型体温计量体温时，发热的标准：

- 肛温、耳温超过 38.0℃。
- 口温达到或超过 37.8℃。
- 腋温达到或超过 37.2℃。

流言：所有的发热都对孩子不好。

真相：发热可以调动身体免疫系统并帮助对抗感染。发热是身体的自我保护机制之一。体温在 37.8~40.0℃，实际上对生病的孩子是有益的。

流言：发热超过 40.0℃是危险的，会导致脑损伤。

真相：感染引起的发热不会导致脑损伤。只有当体温高于 42.3℃，才会导致脑损伤。只有在极端的环境温度下（例如：孩子在夏天被困在封闭的小汽车里），体温才会升到那么高。

流言：任何人发热都会导致高热惊厥（发热导致惊厥）。

真相：只有 4% 的孩子可能会发生高热惊厥。

流言：高热惊厥是有害的。

真相：高热惊厥是比较可怕的，但通常会在 5 分钟内停止，不会造成永久伤害。曾经发作过高热惊厥的孩子，与没有出现过高热惊厥的孩子相比较，发育方面风险没有更大，学习上也没有障碍。

流言：所有的发热都需要使用退热药来治疗。

真相：只有发热让孩子觉得不舒服时，才需要使用退热药。发热通常不会引起任何不适，除非体温超过 39.0℃。

流言：如果发热了不治疗，体温会越来越高。

真相：大脑有一个调温器，感染引起的发热通常不超过 39.5℃ 或 40.0℃，很少会升到 40.6℃ 或 41.1℃，虽然后者是发"高"热，但也是无害的。

流言：通过治疗，体温应该可以降下来，不再发热。

真相：即使治疗，体温通常也只会降 1.0℃ 或 1.5℃。

流言：如果发热退不下来（例如，很难退热），那么病情就非常严重。

真相：如果是病毒或细菌导致的发热，退热药往往不起作用。因为退热药并不能治疗感染。

流言：一旦退热，就应该马上停止用药。

真相：大部分病毒性感染导致的发热通常会持续 2~3 天。因此，一旦药效消退，发热又会反复，需要再治疗。只有孩子的身体战胜病毒感染，发热才会消退并且不再反复（通常是在第 4 天）。

流言：如果发热时体温很高，那么病情很严重。

真相：如果体温很高，病情可能严重或不严重。如果孩子看起来很不舒服，这样的病情才可能是严重的。

流言：精确的体温读数非常重要。

真相：孩子精神状况才是最重要的，而不是体温计上的读数。

流言：口腔温度在 37.1~37.8℃ 就是低热。

真相：这实际上是人体温度的正常变化，属于正常体温。一天里，人的体温是在变化的，在下午和晚上温度最高。低热实际上是指体温在 37.8~39℃。

总结：记住，发热是孩子的身体在对抗感染。发热是有好处的。

第五十一章
如何准确测量体温

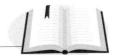

发热的定义

- 肛温、耳温或颞动脉温度达到或超过 38.0℃。
- 口腔温度达到或超过 37.8℃。
- 腋窝温度达到或超过 37.2℃。
- **局限性**：小于 6 月龄的宝宝测量的耳温值不一定准确。

各种测量方法的准确性

- 测量肛温最准。只要方法得当，电子奶嘴口温计、耳温枪、颞动脉温度计测量体温都很准。腋温计准确性最差，但是总比没量体温好。
- 不满 3 个月的孩子（90 天）：首选测量腋窝温度，因为这样最安全。如果腋温超过 37.2℃，则需要加测直肠温度（肛温）。
- 小于 4 岁的孩子：肛温或口腔温度都准确。
- 大于 6 个月的孩子：可以选用耳温枪或颞动脉温度计了。只要使用正确，选择腋温计也没有问题。
- 4 岁以上的孩子：可以测量口温耳温和颞动脉温度。

如何测量肛温

- 让孩子舒服地趴在大人的腿上。
- 在体温计末端涂些凡士林，然后掰开孩子肛门。
- 把体温计轻轻插入肛门约 2.5 厘米。对于不满 6 个月的孩子，只插入 1 厘米多就可以了（体温计银色末端消失即可）。
- 让孩子保持不动约 20 秒，电子体温计就可以读数了（注意：水银体温计含有汞，汞泄漏会对环境和健康造成一定危害，美国儿科学会已建议不要再用水银体温计来给孩子测体温了，如果手边只有一种温度计，为保证读数准确，测量时间应保证 2 分钟）。

- 肛温超过 38.0℃即为发热。

如何测量腋窝温度

- 擦干腋窝里的汗水，把体温计夹在腋下。
- 把手肘紧贴在胸部夹紧腋窝，保持 4~5 分钟，确保温度计的末端完全被皮肤盖住。
- 如果腋窝温度高于 37.2℃，则表明孩子发热。如果家长担心测不准，则建议测量肛温。

如何测量口温

- 测量前 30 分钟不要喝冷饮或热饮。
- 让孩子含住体温计末端，注意要放在舌下而不是在舌面上，位置正确很重要。
- 不要用牙咬体温计，用嘴唇和手指固定体温计就好，闭上嘴，耐心等上 30 秒电子温度计就可以读数了（注意：水银体温计含汞，会对环境和健康造成一定危害。美国儿科学会已建议不要再用水银体温计来给孩子测体温了。如果手边只有这一种体温计，应持续测量 2 分钟）。
- 口温大于 37.8℃说明孩子发热了。

如何使用电子奶嘴体温计测量体温

- 让孩子吮吸奶嘴，直到稳定状态，家长可以听到"哔哔"声。
- 通常需要 3~4 分钟。
- 读数超过 37.8℃，那就意味着孩子发热了。

如何测量耳温

- 这种体温计能感应鼓膜发出的红外线。

- 读数准确与否取决于是否拉直耳道(如果宝宝大于 1 岁,要向后上方提起耳部)。
- 然后用耳温枪的探头对准对侧眼角和耳垂连线的中点。
- 这种体温计的优势是非常适合不配合的孩子,只需要 2 秒就可以读数,并且无任何不适感。
- **局限性**:如果是寒冷的冬天,孩子在室外一段时间后,需要在室内休息 15 分钟后,再测体温。有耳垢、患中耳炎和有引流管,都不会影响读数的准确性。

如何测量颞动脉温度

- 这种体温计感应的是位于前额表皮下方颞动脉发出的红外线。
- 把传感器放置在两眉毛和发际线的中间,也就是前额中心的位置。
- 按下扫描按钮并停留一会儿,开始扫描。
- 慢慢水平滑动体温计,从前额中心滑向一侧耳朵顶端,注意保持皮肤和体温计的贴合。
- 滑到发际线时,停止滑动,松开扫描按钮。
- 把体温计从皮肤上拿开,读取显示屏上的读数。

第十四部分

其他

第五十二章

抗生素：该什么时候用

定义

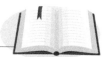

抗生素的杀菌抑菌作用很强，挽救了许多患者的生命，也阻止了很多细菌感染并发症。然而，抗生素并不能杀死病毒。专业的医疗人员每天要做的工作之一就是判断孩子的感染到底是病毒还是细菌导致的，所以必须考虑他们的观点。

细菌感染：抗生素有效而且医生也会开处方

- 大部分的耳朵感染（只有 5% 的感冒儿童会发生）。
- 大部分的鼻窦感染（只有 5% 的感冒儿童会发生）。
- 20% 的喉咙痛（链球菌性咽喉炎感染）。
- 10% 的肺炎（肺部细菌感染）。

病毒感染：抗生素无效

大部分儿童的感冒都是病毒导致，包括：

- 感冒不到 2 周，除非发展成为耳朵感染或鼻窦感染。
- 咳嗽不到 3 周，除非病情发展成为细菌性肺炎。
- 95% 的发热。
- 80% 的喉咙痛。
- 90% 的肺炎（儿童大部分肺炎都是病毒导致的）。
- 99% 的腹泻和呕吐。

正常但易混淆的感冒症状

下面这些症状很容易被误认为是细菌感染所致的，从而误用抗生素。

- **绿色或黄色鼻涕**：这是感冒恢复过程中的正常现象，而不是鼻窦感染的征兆。
- **绿色或黄色痰**：这是病毒性支气管炎的正常现象，并不是肺炎迹象。
- **高热**：病毒或细菌都可以导致发高热（超过 40.0℃）。

抗生素的副作用

- 所有的抗生素都有副作用。除非孩子真的需要使用抗生素，否则没有理由去冒险。一些孩子服用抗生素会出现腹泻、恶心、呕吐或皮疹等症状。腹泻通常发生在抗生素杀死了肠道健康细菌时。如果孩子出现皮疹，医生必须要判断是否为药物过敏。使用抗生素最大的副作用就是过度使用导致细菌耐药性增强。

病毒感染时使用抗生素时会发生什么

- 如果孩子患有病毒性疾病，抗生素不会缩短孩子发热时间或缓解其他症状。抗生素并不能帮助孩子很快好起来、可以去上学或家长去上班。如果孩子使用抗生素后出现副作用的话，可能会让孩子觉得更不舒服。

家长能做的

- 当孩子被确诊为细菌感染、真正需要使用抗生素治疗的时候，请遵医嘱用药。
- 不要要求医生开抗生素。
- 治疗孩子的感冒和咳嗽症状，家庭护理更有效。
- 记住，发热是在对抗感染、产生抗体来预防病毒进一步感染。

第五十三章

感冒咳嗽：药物治疗还是家庭护理

药物治疗

非处方（OTC）感冒止咳药会给学龄前的孩子带来严重的副作用。使用这些药物的风险大于收益，这些药物只能减轻症状。因此，在2008年10月，美国食品和药品监督管理局（FDA）建议小于4岁的孩子不要使用非处方感冒药止咳药。而4~6岁的儿童，仅在儿科医生建议下使用。只有大于6岁的儿童才能安全使用这些药物，但是需要按照包装说明使用。其实，就算没有这些非处方止咳药，您也可以很容易地治好孩子的感冒咳嗽。

家庭护理

与非处方药相比，家庭护理更安全、成本更低，而且效果一样好。几乎每个家庭都可以做到。针对孩子的症状，下面列出了一些可以替代药物治疗的简单有效的家庭护理方法。

1. **流鼻涕**

   只需要吸出来或者擤出来。记住，孩子不停地流鼻涕，是在清除病毒。抗组胺药（如苯海拉明）对普通感冒是无效的，它们被证实只对鼻子过敏（花粉症）导致的流鼻涕有用。

2. **鼻塞**

   - 清洗鼻腔。
   - 使用盐水滴鼻剂或喷雾剂可以润湿干燥的鼻腔黏膜，随后擤出鼻涕。如果没有这些，也可以用温水，效果也很好。
   - 在每侧鼻孔滴2~3滴滴鼻剂，一次滴一边，然后吸出或擤出鼻涕。

对于青少年，也可以把温水撩入鼻孔。重复清洗鼻腔，直到擤出来的是清水。

- 当鼻塞影响孩子呼吸的时候，就要清洗鼻腔。对于奶瓶喂养和母乳喂养的婴儿每次喂养前都要清洗鼻子。
- 盐水滴鼻剂和喷雾剂是非处方药，可以在药店买到。也可以自己做，用 1/2 茶匙的食盐（2 毫升）兑 1 杯温水（240 毫升）。
- 如果鼻涕干结、黏稠，需要使用湿润的小棉棒清除。
- 没有任何药物可以清除干结黏稠或脓的鼻涕。

3. 咳嗽

- 自制止咳药。
- 3 个月到 1 岁的孩子：给温和、清淡的液体（如温水、苹果汁）。剂量：1~3 茶匙（5~15 毫升），咳嗽时喝，1 天 4 次。不要给蜂蜜，因为蜂蜜中的肉毒杆菌可能会让小宝宝中毒。如果孩子小于 3 个月，应该立即去看医生。
- 1~6 岁的孩子：根据需要，可以给孩子喝蜂蜜，每次 0.5~1 茶匙（2~5 毫升）。蜂蜜可以稀释分泌物和缓解咳嗽。如果没有蜂蜜，可以用玉米糖浆代替。最新的研究表明，在降低夜间咳嗽的频率和严重性方面，蜂蜜比药店的止咳糖浆效果还要好。
- 6 岁以上的孩子：如果因喉咙刺激咳嗽，可以使用止咳药片（如果没有止咳药片，也可以给孩子吃硬糖）。
- 咳嗽痉挛：让孩子在蒸汽浴室中待一会儿。

4. 补充液体

鼓励孩子多喝水。充足的水分摄入，可以稀释分泌物，使其更容易被咳出或擤出来。

5. 空气湿度

如果家里空气比较干燥，可以使用加湿器。湿润的空气可以避免鼻涕干结，也可以润湿呼吸道。洗个热水淋浴也很有效。

治疗，并不总是必需的

- 如果感冒症状没有影响孩子的正常生活，其实不需要治疗或特别的家庭护理。许多咳嗽或鼻塞的孩子都玩得很开心，能正常吃饭和睡觉。

- 只有当感冒咳嗽症状让孩子觉得不舒服，睡觉不安稳，或真正影响了孩子的日常生活（如干咳），才需要治疗。

- 发热其实是有好处的，只有当发热让孩子不舒服或精神不振的时候，才需要处理。而这种情况一般是在孩子的体温达到 39℃ 或更高时才出现。在这些情况下，可以使用对乙酰氨基酚（如泰诺林）或布洛芬（例如，艾德维尔、美林）来退热或缓解疼痛，这些药都是安全的（使用条件、年龄限制和使用剂量请参考附录表 A 和表 E）。

> **总结：如果感冒咳嗽需要治疗，那么正确的家庭护理比吃感冒药更有效。**

第五十四章

不可忽视的紧急症状

家长不要忽视或低估大出血、呼吸困难、严重窒息、痉挛或昏迷（无法唤醒）的严重性。这些都是危及生命的紧急症状，需要马上拨打急救电话120（美国为911）。然而，有一些紧急症状，家长难以判断或意识不到它的严重性。如果孩子出现下列任一症状，需要马上致电医生或去最近医院的急诊科就医。

1. 新生儿生病

1 个月内的宝宝看起来好像生病了（如呕吐、咳嗽、脸色苍白）或行为异常（如喝奶少，严重嗜睡）。对于这个年龄阶段的宝宝，这些症状都可能表示病情严重。在生命最初的第一个月里，感染通常会发展得非常迅速。

2. 严重嗜睡

孩子盯着空气，不笑也不玩，几乎对他人没有回应。孩子身体非常虚弱，软趴趴的，连哭都没有力气，或很难被唤醒，都是严重症状。

注意：生病时睡得多是正常的，但当孩子醒着时应当是机敏的。

3. 意识混乱

突然发作的意识混乱（谵妄）。孩子醒着却说些奇怪的事情，看东西不寻常，或是根本不认识身边的人。

注意：短暂的谵妄大约可持续 5 分钟，并且伴有高热。然而，如果不是短暂的，那么意识混乱可能是由一些严重的原因引起的。

4. 剧烈疼痛

剧烈疼痛会影响孩子所有的正常活动，并且让家长无能为力。孩子只想一个人静静地待着。当你想移动或抱住孩子，孩子就哭闹，这可能是脑膜炎或阑尾炎的症状。孩子常睡不好，无法入睡或只能小睡一阵。

5. 无法安抚地哭闹

无法安抚、连续不断地哭闹可能是剧烈疼痛导致的，需要立即就医。如果孩子睡不好，只能小睡一会儿，清醒时不做任何日常的活动，就要怀疑是疼痛所致。

警告：有时剧烈痛不会引起孩子持续哭闹，而会引起孩子抽泣、呻吟或啜泣。

6. 不能走路

如果孩子已经会走路了，却突然不能站立或行走，表明孩子腿部可能严重受伤或平衡有问题。如果孩子走路时弯着腰，手放在腹部，可能就有严重的问题，如阑尾炎。

7. 腹部触痛

让孩子坐在家长的腿上或看书，用手指轻压孩子的腹部。如果孩子健康，你应该能够往下按压 2.5 厘米左右。如果孩子退缩或尖叫，表示可能有严重的问题。如果腹部膨胀和剧烈疼痛，就更需要引起注意了。

注意：如果孩子只是推开你的手，可能意味着你的动作还不足以让他分心。

8. 睾丸或阴囊触痛

腹股沟部位因睾丸扭转突然剧烈疼痛。这种情况需要在 8 小时内动手术来挽救睾丸。

9. 呼吸困难

呼吸是生命之源。大多数儿童死亡都是由严重的呼吸困难导致的。如果孩子已经出现呼吸困难、喉炎（呼吸时有刺耳的声音，称为喘鸣）或每次呼吸时有明显的喘息声或呼呼声，孩子需要立即去看医生。其他呼吸困难的迹象，包括呼吸急促、口唇发绀或呼吸浅慢（肋骨间的皮肤紧绷）。呼吸严重困难的孩子，不能喝水、说话或哭泣。

注意：鼻塞导致的呼吸声粗重，通常不伴有孩子呼吸困难。使用滴鼻剂或喷雾清洗鼻腔后，再检查孩子的呼吸。

10. 口唇发绀

口唇、舌头或牙龈（青紫）发绀，可能意味着血液中的氧含量减少。

注意：只是口唇周围发紫发乌，可能是寒冷所致。

11. 流口水

孩子生病的时候突然出现流口水或吐痰症状，表明孩子吞咽有问题。可能是扁桃体严重感染或会厌炎（气道的顶部）。严重的过敏反应也会导致吞咽困难，喉咙肿胀可能封闭气道。

12. 脱水

脱水意味着孩子身体里体液很少。脱水通常伴随着严重的呕吐或腹泻。如果孩子没有小便超过 8 小时（大于 1 岁的孩子超过 12 个小时）、哭闹时没有眼泪、嘴巴里面很干燥或囟门凹陷，就要怀疑孩子可能脱水了。脱水的孩子很容易觉得疲惫和虚弱。如果孩子精神好，而且很活跃，即使小便不多，也并没有脱水。严重脱水会让孩子无法站立，一站就头晕。出现脱水，需要立即通过口服或静脉注射补充体液。

13. 囟门肿胀

宝宝头部囟门肿胀，意味着颅内高压。

14. 脖子僵硬

如何测试孩子脖子是否僵硬呢？让孩子躺下来，然后抬头，用下颌去触碰胸部。如果孩子抗拒，可以放个玩具或喜欢的东西在腹部，让他只有低头才能看到。对于大一点的孩子，可以要求他们看自己的肚脐。脖子僵硬可能是脑膜炎的早期症状。

15. 脖子受伤

如果孩子脖子部位受伤，无论症状如何，都需要咨询医生。颈部受伤有引起脊髓损伤的风险。

16. 紫色或血红色斑点

皮肤上不明原因的紫色或血红色斑点，特别是孩子伴有发热时，可能是血液严重感染的迹象。

注意：与玩耍导致的肿块和擦伤是不同的。

17. 小于 3 个月的宝宝发热（38.0℃以上）

那么小的宝宝，如果遭遇细菌感染，可能会出现严重的并发症。3个月以内宝宝，如果发热，需要尽快就医检查，确定是病毒还是细菌导致的。

18. 发高热，超过 40.6℃

前面列出的所有症状都是严重疾病的征兆，都比发热要严重。这些症状出现的时候，孩子们也可能在发低热或高热。单从发热来讲，只有发高热体温超过 40.6℃时，才会被认为是有危险的。因此，如果孩子发热超过 40.0℃，而且服用退热药也无法降下来，请致电医生。

19. 慢性疾病

大部分慢性疾病都有一些并发症。如果孩子患有慢性疾病，一定要知道这些并发症是什么以及如何辨别。慢性疾病最大的风险就是严重感染，感染会削弱孩子的免疫功能。如果医生或护士不经常见到你的孩子，要告诉他们孩子的慢性疾病（如哮喘）病史。永远不要想当然地以为医生或护士早就知道了。

第五十五章

感染接触问题：传染性

- 本章包括各种常见感染的传染信息，包括需要在家休息多久，即多久不用上学或幼儿园。

- **潜伏期**：指感染后，一直到出现症状这段时间间隔。

- **具有传染性的阶段**：指生病的孩子能把疾病传染给他人的阶段。在这一时段结束前，通过采取积极的预防措施，也可以让孩子上学或幼儿园。

- **不具有传染性的感染**：许多常见细菌感染并不具有传染性（例如：耳部感染、鼻窦感染、膀胱感染、肾脏感染和肺炎）。性传播疾病对于儿童来说，也没有传染性，除非有性接触或一起洗澡。

感染接触表

疾病	潜伏期（天）	传染期（天）
皮肤感染 / 皮疹		
水痘	10~21	出疹子前 2 天，直到所有疱疹结痂（6~7 天）
第五病（传染性红斑）	4~14	出疹子前 7 天一直到出疹子
手足口病	3~6	口腔出现溃疡直到退热
脓疱病（链球菌或葡萄球菌）	2~5	出现疱疹到使用抗生素 24 小时后
头虱	7	头皮发痒直到第一次治疗后
麻疹	8~12	出皮疹前 4 天到皮疹出现 4 天后
玫瑰疹	9~10	开始发热直到疹子消退（2 天）
风疹（德国麻疹）	14~21	出疹前 7 天直到出疹后 5 天
疥疮	30~45	出疹直到第一次治疗后
猩红热	3~6	开始发热或出疹直到使用抗生素治疗 24 小时后

续表

疾病	潜伏期(天)	传染期(天)
带状疱疹 (传染性水疱)	14~16	出现皮疹，直到所有疱疹结痂(7 天) (注意：如果溃疡被覆盖，可以不用隔离)
疣	30~180	传染性极低
呼吸道感染		
支气管炎	4~6	开始咳嗽后 7 天
感冒	2~5	开始流鼻涕到退热
唇疱疹(疱疹)	2~12	a
咳嗽(病毒) 或喉炎(病毒)	2~5	开始咳嗽直到退热
白喉	2~5	开始喉咙痛直到使用抗生素治疗 4 天后
流感	1~2	开始出现流感症状直到退热 24 小时后
喉咙痛，链球菌性喉部炎症	2~5	开始出现喉咙痛直到使用抗生素治疗 24 小时后
喉咙痛，病毒感染	2~5	开始喉咙痛直到退热
肺结核	6~24 个月	使用药物治疗 2 周后(注意：大部分儿童肺结核病是不会传染的)
百日咳	7~10	开始流鼻涕直到使用抗生素治疗 5 天后
肠道感染		
腹泻(细菌)	1~5	b
腹泻(鞭毛虫)	7~28	b
旅行者腹泻	1~6	b
腹泻(病毒如轮状病毒)	1~3	b
甲肝	14~50	黄疸开始前 2 周直到黄疸消退(7 天)
蛲虫	21~28	传染性极低，无须在家隔离
病毒性呕吐	2~5	呕吐停止前
其他感染		
单纯疱疹	30~50	开始发热直到退热(7 天)
细菌性脑膜炎	2~10	开始出现症状前 7 天直到在医院通过静脉注射抗生素治疗 24 小时后

疾病	潜伏期（天）	传染期（天）
病毒性脑膜炎	3~6	开始出现症状后，会持续 1~2 周
流行性腮腺炎	12~25	开始肿胀前 5 天直到肿胀消失（7 天）
红眼病，不流脓（病毒）	1~5	传染性轻微，无须在家隔离
红眼病，流脓（细菌）	2~7	开始流脓直到使用抗生素眼药水治疗 1 天后

a 唇疱疹：如果孩子小于 6 岁，唇疱疹具有传染性，直到疱疹变干（4~5 天）。如果只是局部出现溃疡，而且是被衣服盖住的，可以不用在家隔离。如果孩子大于 6 岁，也没有必要隔离，因为孩子已经超越了触摸认知阶段。

b 腹泻的预防措施：腹泻是会传染的，直到大便成形才不再具有传染性。如果已经退热，腹泻症状减轻，无黏液血便，并且已经进行如厕训练的孩子可以自如地排便了，就可以解除隔离了，在那之前，需要待在家里。志贺菌属和大肠杆菌 O157 的感染者需要额外的预防措施。请咨询关于出勤限制的事项。

附录 常见药物使用剂量表

(注：1 磅 = 0.454 千克)

表 A

对乙酰氨基酚（用于退热和止痛）

儿童体重（磅）	用量					
	婴儿滴剂 80 毫克 / 0.8 毫升	混悬液 160 毫克 /5 毫升（茶匙）	咀嚼片 80 毫克 / 片	咀嚼片 160 毫克 / 片	成人药片 325 毫克 / 片	成人药片 500 毫克 / 片
7~13	0.4	—	—	—	—	—
14~20	0.8	0.5	—	—	—	—
21~27	1.2	0.75	1.5	—	—	—
28~41	1.6	1	2	1	—	—
42~55	2.4	1.5	3	1.5	—	—
56~83	—	2	4	2	1	—
84~111	—	3	5~6	3	1.5	1
112+	—	4	8	4	2	1
磅	毫升	茶匙	片	片	片	片

- **适应证**：发热和疼痛。
- **备注**
- 年龄限制。
- ——孩子小于 3 个月，禁止使用（原因：小于 3 个月的宝宝发热需要尽快就医，进行全面检查，如果真的需要使用退热药，需要遵医嘱使用）。例外：如果孩子大于 2 个月，因打预防针而发热，可以使用。
- ——小于 6 岁的孩子，避免使用复方产品 [原因：根据美国食品和药品监督管理局（FDA）2008 年 10 月建议]。
- **剂量**：根据孩子的体重，对应表 A 中第一列，确定孩子的使用剂量。
- **品牌**：泰诺林、feverall（一种用于肛门的退热栓剂）都是通用的对乙酰氨基酚。
- **使用频率**：根据需要，每 4~6 个小时使用 1 次，24 小时不超过 5 次。
- **成人用量**：650 毫克。
- **溶解方法**：咀嚼片有 80 毫克 / 片和 160 毫克 / 片两种剂型（基准药效）。
- **肛门栓剂**：肛门栓剂有 80-、120-、325-、650- 毫克四种剂型（直肠使用剂量跟口服剂量一样）。
- **缓释制剂**：避免给儿童使用 650 毫克的成人药片（原因：它们是缓释制剂，具有持续 8 小时的缓释功能）。
- **衡量用量**：注射器和滴管比茶匙更准确。如有可能，尽量使用注射器或滴管给孩子喂药。如果使用茶匙，也应使用具有刻度的茶匙。普通勺子不可靠。同时记住，1 茶匙 =5 毫升；0.5 茶匙 =2.5 毫升。

表B

扑尔敏(抗组胺剂)

儿童体重(磅)	用量	
	糖浆(2毫克/5毫升)	片剂(4毫克/片)
22~32	0.5	—
33~43	0.75	—
44~54	1	0.5
55~65	1	0.5
66~76	1.5	0.5
77~87	1.5	1
88+	2	1
磅	茶匙	片

- **适应证**：过敏反应如花粉症、荨麻疹和瘙痒。
- **备注**
- 年龄限制。
- ——过敏，如果孩子小于1岁，不建议使用(原因：这是镇静剂)。
- ——感冒，不建议任何年龄阶段的孩子使用(原因：没有好处)，而且4岁以下的孩子禁止使用。
- ——小于6岁的儿童，避免使用复方药品 [原因：根据美国食品和药品监督管理局(FDA) 2008年10月建议]。
- 儿童用量：根据孩子的体重，确定孩子的使用剂量。
- 成人用量：4毫克。如有需要，每隔6~8小时重复使用。
- 6~12岁孩子长效(LA)剂量：依据需要，每12小时使用8毫克长效药片。
- 12周岁以上儿童长效(LA)剂量：依据需要，每12小时使用12毫克长效药片。
- 溴苯那敏的使用剂量与扑尔敏的使用剂量一样。
- 衡量用量：注射器和滴管比茶匙更准确。如有可能，尽量使用注射器或滴管给孩子喂药。如果使用茶匙，也应使用具有刻度的茶匙。普通勺子不可靠。同时记住，1茶匙=5毫升；0.5茶匙=2.5毫升。

表 C

右美沙芬(DM)(止咳药)

儿童体重 (磅)	用量		
	糖浆 5 毫克 / 毫升 (茶匙)	糖浆 7.5 毫克 /5 毫升 (茶匙)	糖浆 10 毫克 /5 毫升 (茶匙)
16~31	0.5	—	
32~47	1	—	—
48~63	1.5	1	—
64~79	2	1	1
80~95	2.5	1.5	1
96~129	3	2	1.5
130+	—	3	2
磅	茶匙	茶匙	茶匙

- **适应证**：咳嗽。
- **备注**
- 年龄限制。
- ——如果孩子小于 4 岁，不建议使用(原因：有过量的风险)。
- ——4~6 岁：不建议以此为主来治疗咳嗽。建议使用蜂蜜。
- ——小于 6 岁的儿童，避免使用复方药品 [原因：美国食品和药品监督管理局 (FDA) 2008 年 10 月建议]。
- **儿童用量**：根据孩子的体重，对应表中第一列，来确定使用剂量。大多数止咳糖浆都含有右美沙芬(DM)。
- **成人用量**：20 毫克。
- **使用频率**：如有需要，每 6~8 小时使用 1 次。
- **衡量用量**：注射器和滴管比茶匙更准确。如有可能，尽量使用注射器或滴管给孩子喂药。如果使用茶匙，也应用有刻度的茶匙。普通勺子不可靠。同时记住，1 茶匙 =5 毫升；0.5 茶匙 =2.5 毫升。

表 D

苯海拉明(如苯那君)(抗组胺剂)

儿童体重(磅)	用量			
	液体糖浆 12.5 毫克 /5 毫升	咀嚼片 12.5 毫克 / 片	药片 25 毫克 / 片	胶囊 25 毫克 / 胶囊
20~24	0.75	—	—	—
25~37	1	1	0.5	—
38~49	1.5	1.5	0.5	—
50~99	2	2	1	1
100+	—	4	2	2
磅	茶匙	片	片	胶囊

- **适应证**: 过敏反应如花粉症、荨麻疹和瘙痒。
- **备注**
- 年龄限制
- ——过敏, 如果孩子小于 1 岁, 不建议使用(原因: 这是镇静剂)。
- ——感冒, 不建议任何年龄阶段的孩子使用(原因: 没有好处), 而且 4 岁以下的孩子禁止使用。
- ——小于 6 岁的儿童,避免使用复方药品 [原因: 美国食品和药品监督管理局 (FDA) 2008 年 10 月建议]。
- 儿童用量:根据孩子的体重,依照表中第一列,确定孩子的使用剂量。
- 使用频率:如有需要, 每 6 小时使用 1 次。
- 成人用量:50 毫克。
- 小儿复方柠檬酸苯海拉明 / 盐酸伪麻黄碱口腔速崩片:每片含有 12.5 毫克盐酸苯海拉明, 用量和咀嚼片一样。
- 衡量用量:注射器和滴管比茶匙更准确。如有可能, 尽量使用注射器或滴管给孩子喂药。如果使用茶匙,也应用有刻度的茶匙。普通勺子不可靠。同时记住,1 茶匙 =5 毫升; 0.5 茶匙 =2.5 毫升。

表 E

布洛芬（用于退热和止痛）

儿童体重（磅）	用量				
	婴儿滴剂 50 毫克 /1.25 毫升	液体糖浆 100 毫克 /5 毫升（茶匙）	咀嚼片 50 毫克 / 片	基准药效片 100 毫克 / 片	成人药片 200 毫克 / 片
12~17	1.25	0.5	—	—	—
18~23	1.875	0.75	—	—	—
24~35	2.5	1	2	—	—
36~47	3.75	1.5	3	—	—
48~59	5	2	4	2	1
60~71	—	2.5	5	2.5	1
72~95	—	3	6	3	1.5
96+	—	4	8	4	2
磅	毫升	茶匙	片	片	片

- **适应证**：发热和疼痛。
- **备注**
- 年龄限制。
- ——小于 6 个月的孩子，不建议使用 [原因：安全因素，美国食品和药品监督管理局（FDA）没有批准]。
- ——小于 6 岁的孩子，避免使用复方产品 [原因：美国食品和药品监督管理局（FDA）2008 年 10 月建议]。
- **剂量**：根据孩子的体重，对应表中第一列，确定使用剂量。
- **品牌**：艾德维尔、美林，都是通用的布洛芬制剂。
- **成人用量**：400 毫克。
- **使用频率**：根据需要，每 6~8 小时使用 1 次。
- **婴儿滴剂**：布洛芬婴儿滴剂的用量需要使用有刻度的吸管来测量。
- **衡量用量**：注射器和滴管比茶匙更准确。如有可能，尽量使用注射器或滴管给孩子喂药。如果使用茶匙，也应用有刻度的茶匙。普通勺子不可靠。同时记住，1 茶匙 =5 毫升；0.5 茶匙 =2.5 毫升。

表 F

伪麻黄碱

儿童体重(磅)	用量				
	婴儿滴剂7.5毫克/0.8毫升	液体糖浆15毫克/5毫升(茶匙)	咀嚼片15毫克/片	药片30毫克/片	药片60毫克/片
18~26	0.8	0.5	—	—	—
27~35	1.2	0.75	—	—	—
36~53	1.6	1	1	—	—
54~71	—	1.5	1.5	—	—
72~139	—	2	2	1	—
140+	—	—	4	2	1
磅	毫升	茶匙	片	片	片

- **适应证**：鼻塞(鼻子不通)。
- **备注**
- 年龄限制。
- 小于 4 岁的孩子不建议使用，原因如下。
- 原因 1：这个年龄阶段的儿童，没有获得美国食品和药品监督管理局(FDA) 的批准使用，因此，使用剂量需要特别慎重。
- 原因 2：剂量不准确容易导致高血压风险。
- ——注意：不要给孩子同时使用两种咳嗽或感冒药(原因：两种药品可能含有同一种成分，可能导致中毒)。
- ——小于 6 岁的孩子，避免使用复方产品 [原因：美国食品和药品监督管理(FDA) 2008 年 10 月建议]。
- 儿童剂量：根据孩子的体重，依照表中第一列，确定孩子的使用剂量。
- 成人剂量：最大用量为 60 毫克。
- 使用频率：根据需要，每 6 小时使用 1 次。
- 可得性：依据 2006 年制定的法规,伪麻黄碱产品在药店是限制购买的,如果有需要,请向药剂师求助购买。
- 衡量用量：注射器和滴管比茶匙更准确。如有可能，尽量使用注射器或滴管给孩子喂药。如果使用茶匙，也应用有刻度的茶匙。普通勺子不可靠。同时记住，1 茶匙 =5 毫升；0.5 茶匙 =2.5 毫升。

没有家庭医生可以通电话，我们该怎么办？

—— 欧茜医生给你的实际操作建议

《美国儿科学会:宝宝生病了怎么办》是美国儿科医生写给父母的快速参考指南。书中按照轻重缓急的顺序列举了5种给医生打电话的情况，让我们一一来分析：

第一，拨打急救电话120

这说明孩子处于危及生命的紧急状况中。毋庸置疑，无论在哪个国家都必须第一时间拨打急救电话。在中国当然是拨打120。

第二，立即打电话给医生(无论白天或晚上)

即无论何时，你都需要立即联系医生，这说明孩子的情况虽然够不上生命威胁但也十分危急，请及时带孩子去医院看急诊。书中建议立即打电话给医生，是为了在赶往医院之前，让家庭医生能给家长以急救指导。我们没有家庭医生可联系时，最妥当的做法就是家长参加急救培训，储备足够的急救知识技能，在紧急状况下就能正确应对了。

第三，24小时内打电话给医生(请在上午9点到下午4点这段时间打)

这说明孩子的情况并不危急，可以安全地等待24小时，但很可能需要看医生做化验或开处方药。这种情况下，你就安排好时间，带宝宝去医院看普通门诊（而非急诊）就好。

第四，工作日上班时间打电话给医生

这说明孩子的情况并不紧急也通常不太可能很快恶化，可以安全地等待几天。这种情况下，你选择方便的时间带宝宝去医院就诊，也可以考虑通过互联网的付费咨询平台向医生咨询，足不出户就能听取医生的建议。

第五，建议在家自行护理

这些情况并不需要给医生打电话，通常都是自限性疾病孩子能自行好转，但如果孩子的病情恶化或出现了你拿不准的情况，只要你感到担心，去医院就医永远是明智的选择。

总之，这本书列举不同情况下的不同处理，是为了帮助家长更好地评估孩子的病情，让你心中有数，从容应对。